Die erotische Bucket Liste für Paare

Über 100 spannende Ideen, Erlebnisse und Challenges voller Erotik für Paare – inkl. Spielen und Stellungen für ein tolles Liebesleben

Luisa Leroy

Die erotische Bucket Liste für Paare

EULOGIA VERLAG

Inhaltverzeichnis

Vorwort

Seien wir mal ehrlich: In einer lang andauernden Beziehung kann es mit der Zeit schon einmal ein bisschen langweilig im Bett werden. Das liegt in der Regel gar nicht daran, dass beide Partner keine Lust mehr auf Sex haben oder sich mit der Zeit weniger liebhaben – der Alltag zieht einfach auch in die Beziehung ein und kann dafür sorgen, dass das Liebesleben nach und nach ein wenig eintöniger oder trister wird. Dabei gehört der Sex einfach zu einer guten Beziehung dazu und ist ein wichtiger Bestandteil einer Partnerschaft. Heutzutage ist es sogar nicht unnormal, dass zwei Menschen sich erst auf der körperlichen Ebene kennenlernen und im Anschluss auch den Charakter des Gegenübers intensiver erforschen und sich dann eine Verliebtheit oder sogar die große Liebe entwickelt. Dating- und Sextreffen-Apps sind momentan voll im Trend und das mit gutem Grund: Während es sehr zeitaufwendig ist und eine Menge Arbeit erfordert, den Charakter der anderen Person kennen und lieben zu lernen, um eine geistige Verbindung aufzubauen, ist die körperliche Liebe zunächst etwas Einfaches und Unkompliziertes und kann somit eine Basis für das weitere Kennenlernen darstellen oder uns eben zeigen, dass wir es mit dieser jeweiligen Person lieber doch nicht weiter versuchen sollten. Gleichzeitig kann der Sex innerhalb einer Beziehung die Partnerschaft auch wieder neu beleben und für eine tiefere Verbundenheit sorgen.

Vielleicht hast auch Du in Deiner Beziehung gemerkt, wie mit der Zeit, insbesondere im Bett, die Luft ein bisschen entwichen ist. Wenn beim gemeinsamen Fernsehen auf der Couch die Frage gestellt wird: „Hast Du noch Lust auf Sex?", und das Gegenüber nur mit einem müden Seufzen antwortet oder schlussendlich gar nicht so richtig Zeit für die körperliche Liebe vorhanden ist, weil der Alltag voller Termine steckt, kommt es nicht selten vor, dass nicht nur der Sex weniger wird, sondern auch die Leidenschaft im Bett fehlt. Wenn dies bei Dir und Deinem Partner oder Deiner Partnerin der Fall ist oder auch wenn Du dieser Problematik vorbeugen möchtest, dann ist das Buch in Deinen Händen genau das Richtige für Dich. In den folgenden Kapiteln wird nicht nur auf die Wichtigkeit und Bedeutung von Sex für eine hochwertige, langanhaltende und glückliche Beziehung eingegangen. Ihr werdet auch viele neue und abenteuerliche Ideen für Euer Liebesleben kennenlernen und dürft schlussendlich selbst entscheiden, was Ihr ausprobieren möchtet und was nicht. Dabei ist es völlig egal, wie alt Ihr seid, wie lange Ihr schon zusammen seid oder welche sexuelle Orientierung Ihr habt: Solange Ihr eine gewisse Abenteuerlust verspürt, spontan und neugierig seid und die Bereitschaft habt, Euch auszuprobieren und Eure Sexualität auf ein neues Level zu heben, seid Ihr bei diesem Buch genau richtig! Traut Euch also und lernt nicht nur Eure eigene Sexualität, sondern auch Euren Partner noch intimer und besser kennen und belebt Eure

Partnerschaft mit frischem Wind und neuer Leidenschaft – für eine glückliche Beziehung mit einer festen Bindung inklusive einer prickelnden Erotik als Sahnehäubchen. Viel Spaß beim gemeinsamen Lesen, Überlegen, Kreativ-Werden und Ausprobieren!

Prickelnde Erotik ist der Schlüssel für eine erfüllte Beziehung

Sex ist schon lange nicht mehr nur dafür da, damit wir uns fortzupflanzen und eine Familie gründen können, sondern kann darüber hinaus zu einer glücklichen und hochwertigen Beziehung beitragen. Dabei sind wir oftmals der Meinung, viel Sex zu benötigen, um glücklich zu sein. Dabei sollte der Sex im Idealfall auch außerhalb des Bettes und generell möglichst häufig stattfinden. Spiegelt das denn wirklich Deine oder Eure persönliche Meinung wider? Filme, das Internet und auch die sozialen Medien, auf denen wir uns herumtreiben, zeigen uns immer wieder, wie ein erfülltes und hochwertiges Sexleben auszusehen hat – mit der Realität hat dies jedoch in den meisten Fällen nicht wirklich viel zu tun. Nicht nur unser Alltag, stressige Zeiten und die einkehrende Routine in einer langen Partnerschaft gelten als Lustkiller, auch wir selbst verändern uns innerhalb einer langanhaltenden Beziehung und auch das wirkt sich auf unser Liebesleben aus.

Fangen wir aber von vorne an: Unabhängig davon, wie viele Wochen, Monate oder Jahre Du bereits in einer Beziehung mit Deinem Partner oder Deiner Partnerin bist, kannst Du

Dich bestimmt noch an die rosarote Zeit der Verliebtheit erinnern, in der es völlig normal war, viel und guten Sex zu haben und den anderen so auch auf der körperlichen Ebene ganz genau kennenzulernen. Es wird gesagt, dass diese Verliebtheitsphase nur ungefähr ein bis zwei Jahre lang anhält. Danach verspüren wir die Schmetterlinge im Bauch seltener und auch das Bedürfnis oder Verlangen nach viel Sex und der körperlichen Intimität mit dem Gegenüber nimmt mit der Zeit ab. Wenn Du die Partnerschaften in Deinem Umfeld genauer beobachtest, könnte Dir sogar auffallen, dass viele Beziehungen nach einem Jahr bis zwei Jahren zu Bruch gehen. Der Grund ist hierbei meistens nicht, dass beide Beteiligten sich nicht mehr lieben, sondern vielmehr, dass die berühmten Schmetterlinge im Bauch fehlen und dies als Zeichen einer scheiternden Beziehung angesehen wird. Wenn auch Du eine solche Entwicklung in Deiner Beziehung beobachtet hast, dann musst Du Dir aber überhaupt keine Sorgen machen – im Gegenteil! Laut Experten ist es vollkommen normal, dass wir im Verlaufe einer Partnerschaft weniger Sex benötigen als in den ersten ein bis zwei Jahren und auch weniger häufig mit flatterndem Herzen an unseren Partner denken. Nach und nach rücken nämlich andere Dinge in den Vordergrund und, wenn wir ganz ehrlich sind, würden wir doch auch nichts geschafft bekommen und nichts über den anderen erfahren, wenn wir Tag ein, Tag aus nur nach körperlicher Intimität streben würden. Wie oft Menschen in einer Partnerschaft intim werden, hängt dabei selten vom Alter der beiden Beteiligten ab, sondern vielmehr von der Länge der Beziehung. Wenn sich zwei Menschen im Alter von 60 Jahren kennenlernen, kann es also gut vorkommen, dass die beiden Senioren deutlich mehr Sex miteinander haben als zwei 30-jährige Personen, die jedoch bereits seit fünf Jahren zusammen sind und zusammenleben. Je länger wir uns in einer Partnerschaft befinden, desto mehr stellen wir uns auch auf den Alltag und die Hobbys der anderen Person ein. Wir verreisen zusammen, lernen neue Dinge kennen oder kümmern uns um den Nachwuchs oder den Hausbau. Da kann es schon einmal vorkommen, dass der Sex nicht mehr die wichtigste Priorität im Leben ist, und das ist zunächst überhaupt keine schlimme Sache. Die körperliche Intimität miteinander ist in einer Beziehung jedoch nicht unwichtig, insbesondere dann, wenn diese Partnerschaft bereits eine längere Zeit anhält. Dabei gibt es kein Maß für die richtige Menge an Sex pro Woche – hier kommt es nämlich ganz auf die beiden Personen einer Partnerschaft an. Für den einen genügt es vollkommen, einmal in der Woche mit dem Partner oder der Partnerin intim zu werden. Der andere jedoch kann erst von einem erfüllten Sexleben sprechen, wenn sich mindestens drei bis vier Mal pro Woche im Bett (oder auch außerhalb des Bettes) ausgetobt wird. Was viele Menschen dabei nicht bedenken, ist, dass es eigentlich gar nicht auf die Quantität der körperlichen Liebe ankommt, sondern auf die Qualität. Müsstest Du wählen, hättest Du lieber einmal in der Woche superguten Sex oder lieber fünf Mal die Woche nicht-erfüllenden und langweiligen Sex?

Guter Sex ist wichtig für eine gute Partnerschaft, denn auch Sex ist eine Art von Kommunikation. Wenn wir mit unserem Partner intim werden, zeigen wir ihm, dass wir

Berührungen wünschen und im wahrsten Sinne des Wortes die Hüllen fallenlassen können, ohne uns zu schämen oder uns verstellen zu müssen. Beim Sex nehmen wir also auch auf körperlicher Ebene einander an. Auch unsere menschliche Natur trägt ihren Beitrag im Bett bei. Denn während wir Sex haben, schütten unsere Körper das sogenannte Kuschelhormon Oxytocin aus. Dieses stärkt die Bindung zwischen zwei Menschen in einer Partnerschaft, was auch der Grund ist, wieso wir uns schon einmal gerne in unseren One-Night-Stand verlieben. Verspüren wir zu wenig dieses Hormons, kann es vorkommen, dass wir eine gewisse Distanz zu unserem Partner oder unserer Partnerin spüren und die andere Person innerlich vermissen, ohne uns dessen wirklich bewusst zu sein. Darüber hinaus ist Sex auch wichtig für unsere körperliche und geistige Gesundheit. So fühlen wir uns nach gutem Sex deutlich entspannter, motovierter und glücklicher. Das liegt nicht nur am Oxytocin, sondern auch daran, dass insbesondere der Orgasmus dafür sorgt, dass Stresshormone aus unserem Gehirn geschwemmt werden. Sex ist somit quasi das beste Antidepressivum und tut unserem Körper – wie auch unserer Seele – gut.

Eine regelmäßige, abwechslungsreiche und hochwertige körperliche Intimität mit dem Partner oder der Partnerin tut der Beziehung gut, das ist keine Frage. Hierbei handelt es sich jedoch nicht um das Allheilmittel schlechthin. Eine Beziehung, in der ein Teil oder sogar beide Teile, unabhängig vom Sexleben, unglücklich sind, kann nicht immer durch eine Verbesserung jenes Sexlebens gerettet werden. Eine Beziehung, Partnerschaft oder Ehe besteht einfach aus zu vielen wichtigen Komponenten, als dass der Sex hier den ersten Platz belegen könnte. Trotzdem spielt Sex eine große Rolle und kann zu gewissen Teilen dafür sorgen, dass die Partnerschaft neu belebt wird, neuen Schwung erfährt und auch beide Partner sich wieder näherkommen. So können Studien inzwischen belegen, dass Paare, die ein lebendiges und befriedigendes Liebesleben innerhalb der Partnerschaft erleben, sich auch weniger häufig voneinander trennen. Die Macht des Oxytocins ist mächtiger, als wir häufig denken, und so kann eine hohe Ausschüttung des Kuschelhormons durch guten und regelmäßigen Sex beide Personen einer Beziehung noch stärker aneinanderbinden. Auch eine gewisse Abwechslung im Bett, oder eben nicht im Bett, kann eine Beziehung unterstützen und hochwertiger gestalten. Unser Gehirn ist immer wieder auf der Suche nach Abwechslung und neuen Dingen, die es auszuprobieren gilt. Nicht selten kommt es in langen Beziehungen vor, dass immer wieder die altbewährten Techniken genutzt werden – der gemeinsame Abend vor dem Fernseher endet dann mit einem kurzen Vorspiel und anschließendem Sex in der Missionarsstellung. Eine solche Routine sorgt dafür, dass die Leidenschaft mit der Zeit einfach flöten geht, was dafür sorgen kann, dass wir in einigen Fällen nicht einmal mehr Lust haben, uns vom Sofa aufzuraffen und gemeinsam in Richtung Bett zu gehen, sondern einfach einnicken oder uns vom Smartphone ablenken lassen. Dabei erfahren wir eine wahre Euphorie, wenn wir auch nur ein kleines bisschen Abwechslung in unsere körperliche Intimität einfließen lassen! Natürlich lässt sich auch ohne eine solche Euphorie und mit der allabendlichen Missionarsstellung eine glückliche Beziehung führen, denn auch zu viel Stress und Druck können dazu führen, dass wir es mit dem Sex lieber gar nicht erst versuchen. Jedoch soll Dir gesagt sein: Mehr ist immer möglich!

Dabei ist es nicht immer so leicht, dieses „mehr" in das Sexleben einfließen zu lassen. Im täglichen Miteinander schreitet schnell eine gewisse Routine ein, insbesondere dann, wenn beide Partner zusammenwohnen und schon einen längeren Zeitraum zusammen sind. Nicht immer fällt es uns also leicht, aus dieser Routine und den festgefahrenen Mechanismen auszubrechen und uns neue Dinge zu überlegen – hierfür ist eine große Portion an Kreativität, Inspiration und Engagement gefragt. Was die Kreativität und Inspiration angeht, hast Du mit diesem Buch jedoch den Jackpot gegriffen, denn in den nachfolgenden Kapiteln wirst Du eine Vielzahl an kreativen und inspirierenden Ideen vorfinden, die sich mit einem Fünkchen Engagement von Dir und Deinem Partner oder Deiner Partnerin umsetzen lassen und Euch so helfen können, Euer Sexleben auf ein neues Level anzuheben. Hierfür ist es wichtig, aus der eigenen Komfort-Zone auszubrechen und innere, tiefe Bedürfnisse mit dem Partner oder der Partnerin zu teilen. Du musst Dir jedoch keine Sorgen machen, denn die nachfolgenden Kapitel werden Dich hierfür Schritt für Schritt an die Hand nehmen und Dir so helfen, über Deinen Schatten zu springen, Dinge anzusprechen und vielleicht sogar scheinbar peinliche Wünsche oder Gelüste dem anderen gegenüber zu äußern.

Der Beginn von etwas Großem

Eine große und langanhaltende Beziehung fängt immer im Kleinen an. Auch Eure Beziehung hat mit großer Sicherheit mit einem ersten Treffen, einem gemeinsamen Freund oder einer Freundin, einem Blind-Date oder vielleicht auch mit einem One-Night-Stand begonnen und von diesem Punkt an immer mehr Fahrt aufgenommen. In diesem Kapitel lautet das Motto also: „Back to the Roots!" Erinnert Euch gemeinsam an Eure Lieblingsmomente, Euer erstes Kennenlernen und an Eure ersten Schritte als Paar. Im Anschluss kehrt Ihr in die Gegenwart zurück und werdet entdecken, wie viele Dinge Ihr aneinander schätzt und liebt – hier kann es eventuell auch vorkommen, dass Ihr über Euren Schatten springen müsst, denn nicht immer fällt es uns leicht, uns zu öffnen und zu reflektieren, was an der Beziehung oder am Gegenüber geschätzt wird. Nehmt Euch Zeit, macht es Euch gemütlich und geht es ganz in Ruhe an – Ihr werdet merken, dass auch Eure Partnerschaft deutlich mehr ist als die alltägliche Routine oder das Zusammenwohnen. Besinnt Euch auf Eure bisherige Beziehung und die schönen Momente, die Ihr bereits miteinander erleben durftet, und macht Euch im Anschluss Gedanken um Eure Wünsche und Bedürfnisse. Vielleicht wird es Euch zu Beginn schwerfallen, insbesondere über tiefliegende Bedürfnisse zu sprechen und somit auch etwas mehr von Euch preiszugeben – versucht es aber einfach einmal und Ihr werdet sehen, wie sehr sich das Verständnis füreinander und auch die Liebe zueinander weiterentwickeln werden.

Die Vorstellung

Bevor es ans Eingemachte geht, ist es sinnvoll, bei Euch als Individuen anzufangen. Es wird zwar gesagt, dass Partner einer Beziehung sich im Verlaufe der Jahre immer mehr ähneln und sich immer weiter aneinander anpassen, schlussendlich sind wir dennoch Individuen mit eigenen Vorlieben, eigenen Hobbys und auch eigenen Schwächen und Stärken. Nachfolgend findet Ihr zwei Fragebogen, in denen jeweils Fragen zu Euch selbst und Fragen über Euren Partner gestellt werden. Für jeden von Euch gibt es jeweils einen Fragebogen und es ist sinnvoll, diesen getrennt voneinander – oder auch hintereinander – auszufüllen, ohne zu sehen, was der Partner oder die Partnerin in seinem oder ihrem Fragebogen ausgefüllt hat. Erst, wenn Ihr beide Fragebögen ausgefüllt habt, ist es an der Zeit, zu vergleichen. Sobald Ihr Euch genug Zeit gelassen habt, um die Fragebögen jeweils gewissenhaft auszufüllen, ist es nun an der Zeit, Eure Antworten miteinander zu vergleichen. Nicht immer empfinden wird eine solche Offenbarung als angenehm: Wer redet schon gerne über seine Schwächen? Vielleicht wird Euch aber bei dem Vergleich auch auffallen, dass die

Schwächen, die Ihr bei Euch selbst wahrnehmt, überhaupt nicht als solche von Eurem Partner oder Eurer Partnerin angesehen werden. Auch die persönlichen Stärken sind etwas, was wir nicht immer so wahrnehmen und wertschätzen, wie wir es sollten. Deswegen kann es sinnvoll sein, die Perspektive Eures Gegenübers genauer zu erforschen und vielleicht Stärken zu entdecken, die Ihr selber niemals als solche angesehen hättet. Darüber hinaus kann es auch einfach guttun, gemeinsam in Erinnerung zu schwelgen und über den Beginn Eurer Beziehung nachzudenken. Erinnert Euch gemeinsam an die Zeit, in der die Fragen „Mag er*sie mich genauso sehr wie ich ihn*sie?“ oder „Soll ich den ersten Schritt wagen?“ Eure Gedanken bestimmt haben und Ihr immer wieder Schmetterlinge im Bauch verspürt habt, wenn Ihr an den anderen gedacht habt.

PERSÖNLICHER FRAGEBOGEN ZUR VORSTELLUNG

Mein Name ist:

Mein*e Partner*in heißt:

Wir sind in einer Beziehung seit:

An diesem Ort haben wir uns kennengelernt:

Den ersten Schritt hat gemacht:

Das war unser erstes Date:

Den ersten Kuss initiiert hat:

Das sind meine Stärken:

Das sind meine Schwächen:

Das sind die Stärken

Die Stärken meines Partners/meiner Partnerin sind:

Die Schwächen meines Partners/meiner Partnerin sind:

Ich liebe meinen Partner/meine Partnerin, weil:

PERSÖNLICHER FRAGEBOGEN ZUR VORSTELLUNG

Mein Name ist:

Mein*e Partner*in heißt:

Wir sind in einer Beziehung seit:

An diesem Ort haben wir uns kennengelernt:

Den ersten Schritt hat gemacht:

Das war unser erstes Date:

Den ersten Kuss initiiert hat:

Das sind meine Stärken:

Das sind meine Schwächen:

Das sind die Stärken

Die Stärken meines Partners/meiner Partnerin sind:

Die Schwächen meines Partners/meiner Partnerin sind:

Ich liebe meinen Partner/meine Partnerin, weil:

Eure Entwicklung als Paar

Notiert auf der nachfolgenden Timeline, wie der Verlauf Eurer Beziehung war. Gab es ein großes Hin und Her oder war von Anfang an klar, dass Ihr füreinander bestimmt seid? Wenn Ihr möchtet, könnt Ihr auch das eine oder andere Foto passend zur Timeline in die dafür vorgesehenen Kästchen kleben und Euch so gemeinsam vor Augen führen, wie sehr Ihr Euch bereits verändert und weiterentwickelt habt, ohne Eure Liebe und Leidenschaft füreinander aus den Augen zu verlieren.

Unsere Timeline

Klebt hier ein Foto vom ersten Date, vom ersten Kennenlernen oder Eurer ersten gemeinsamen Unternehmung ein.

Wart Ihr bereits gemeinsam im Urlaub? Dann klebt hier ein Foto aus diesem ein oder wählt ein Foto von einem Eurer Lieblings-Erlebnisse.

Was war ein Höhepunkt in Eurer Beziehung und gibt es davon ein Foto? Wenn ja: Rein damit in dieses Buch!

Hier kann ein Foto Platz finden, das Euch so zeigt, wie Ihr momentan seid.

Unvergessliche Momente

Nicht nur das erste Date oder das erste Kennenlernen ist aufregend und bleibt uns eine lange Zeit positiv im Gedächtnis hängen. In den Jahren, die ein Paar miteinander verbringt, erlebt es gemeinsam viele verschiedene Dinge, an die es sich auch nach Jahren noch gerne zurückerinnert und sich freut, diese Erinnerung teilen zu können. Auf den nächsten Seiten werdet Ihr erneut einen Fragebogen finden. Diesen könnt Ihr dieses Mal aber auch gerne zusammen ausfüllen oder beantworten. Vielleicht entdeckt Ihr hier etwas Konfliktpotential, denn die Lieblingserinnerung des einen ist natürlich nicht automatisch die Lieblingserinnerung des anderen. Darüber hinaus geht es in dem folgenden Fragebogen auch ums Eingemachte, denn Ihr werdet in ihm nicht nur Fragen zu Erinnerungen aus Eurem Alltag oder zu besonderen Ereignissen finden, sondern auch Fragen zu Euren liebsten und unliebsten sexuellen Erlebnissen. Nicht immer fällt es uns leicht, über unsere Sexualität und unser Sexleben zu sprechen. Trotz der steigenden Beliebtheit von Erotik-Romanen und -Filmen in Deutschland reden wir nicht sonderlich gerne darüber, was wir im Bett mögen oder nicht mögen. Man könnte sogar meinen, dass das Thema „Sex" heutzutage ein größeres Tabu-Thema ist als noch vor 20 Jahren. Gründe für diesen Wandel gibt es einige: Ein wichtiger Grund kann jedoch in der Tatsache liegen, dass immer mehr Menschen überwiegend mit dem Handy oder dem Laptop kommunizieren und es uns dort leichter fällt, insbesondere Themen wie Sex oder Geld anzusprechen. Vielleicht habt Ihr ein solches Verhalten auch bei Euch beobachtet und es fällt Euch schwer, von Angesicht zu Angesicht über Euer eigenes Sexleben zu sprechen. Ändern wird sich diese Haltung aber erst, wenn Ihr es einfach tut. Beim Sex handelt es sich um eine absolut natürliche Sache, die Männer wie Frauen ausleben können und dürfen. Wir alle haben ganz eigene Wünsche und Bedürfnisse und auch Dinge, die wir im Bett nicht mögen. Sollte es Euch dennoch schwerfallen, diese Themen anzusprechen, ist es natürlich kein Problem, wenn Ihr Euch zunächst separat Gedanken zu den nachfolgenden Fragen macht und die Antworten jeweils notiert. Nehmt Euch Zeit und sprecht im Anschluss Eure Notizen in Ruhe durch. Vielleicht werdet Ihr Euch wundern, wie ähnlich sich Eure Notizen oder Gedanken sind. Oder Ihr werdet erkennen, dass Ihr vollkommen andere Dinge als aufregend und schön oder als peinlich und unangenehm empfunden habt. Diskutiert in Ruhe aus, welche gemeinsame Erinnerungen schlussendlich in dem nachstehenden Fragebogen notiert werden sollen und denkt immer daran: Der Schlüssel zu gutem Sex liegt nicht einfach nur im Kauf eines Buches zu dem Thema, sondern auch in der Kommunikation zwischen beiden Teilen einer Partnerschaft. Scheut Euch also nicht und nehmt kein Blatt vorm Mund! Je mehr Ihr über die Vorlieben des Anderen wisst, je mehr Ihr darüber wisst, was Euer Partner oder Eure Partnerin nicht im Bett mag, desto höher steigt das Potential, ein erfülltes und hochwertiges Sexleben zu genießen, welches nicht nur punktuell einen Höhepunkt in Eurer Partnerschaft darstellen kann, sondern diese auch auf lange Sicht mit prickelnder Erotik und einer Menge Spaß füllt.

FRAGEBOGEN ZU EUREN UNVERGESSLICHEN MOMENTEN

Was würdet Ihr als den aufregendsten Moment Eurer Beziehung bezeichnen?

Was war bis jetzt das schönste Erlebnis in Eurer Beziehung?

Wieso habt Ihr dieses Erlebnis als so schön empfunden?

Über welches Ereignis musstet Ihr bisher am meisten lachen?

Was war das seltsamste Erlebnis in Eurer Beziehung bis jetzt?

Gab es ein Ereignis, welches Eurer Beziehung nicht gutgetan hat?

Wie habt Ihr es geschafft, dieses Ereignis beziehungsweise diese Situation zu klären oder zu lösen?

Was war für Euch das aufregendste gemeinsame sexuelle Erlebnis?

Was war das schönste gemeinsame sexuelle Erlebnis für Euch?

Wieso war dieses sexuelle Erlebnis so schön für Euch?

Gab es ein peinliches oder unangenehmes sexuelles Erlebnis?

Was hat dieses Erlebnis so peinlich oder unangenehm gemacht?

Ist es schon einmal kurios oder seltsam bei Euch im Bett geworden?

Die Offenbarung

In diesem Kapitel geht Ihr noch einen Schritt weiter und beschäftigt Euch mit dem gegenwärtigen Stand sowie mit der Zukunft Eurer Beziehung und Eures Sexlebens. Erneut werdet Ihr einen Fragebogen vorfinden, welchen Ihr separat voneinander ausfüllen sollt, dementsprechend findet Ihr auf den folgenden Seiten den gleichen Fragebogen in doppelter Ausführung. Hier geht es darum, Euch dem Partner oder der Partnerin gegenüber zu öffnen – und das noch mehr, als es in den bisherigen Kapiteln der Fall war. Ihr werdet nicht nur Fragen zu Eurem Partner oder Eurer Partnerin finden, sondern auch zu Euren sexuellen Fantasien. Wenn jetzt die Herzen anfangen zu rasen, denn sexuelle Fantasien sind ja nicht umsonst zunächst Fantasien und keine Praktiken, die wir regelmäßig ausführen, solltet Ihr dennoch keine Angst vor einem solchen Gespräch haben und Euch schon gar nicht für die Gedanken und Gelüste schämen, die sich ab und zu – oder auch auf regelmäßiger Basis – im Kopf abspielen. Hinter unserer sexuellen Erregung steckt übrigens mehr als einfach nur Lust. Zum einen beeinflussen komplexe körperliche Reaktionen unsere Hormone und lassen diese quasi tanzen. Zum anderen spielt sich ein großer Teil unserer sexuellen Erregungen und auch unserer sexuellen Fantasien in unserem Kopf ab und können von unterschiedlichen Dingen beeinflusst sein – was wir in Filmen, im Internet oder auf den Sozialen Medien sehen, geht schlussendlich nicht einfach an uns vorbei, sondern bleibt zu kleinen oder großen Teilen in unserem Unterbewusstsein hängen oder legt sich sogar als aktiver Wunsch in unseren Gedanken ab. Dabei unterscheiden Psychologen inzwischen übrigens zwischen fünf verschiedenen Lust-Typen:

1. **Der sensualistische Typ:** Für Menschen, die zu den sensualistischen Lust-Typen zählen, ist es besonders wichtig, dass viele bis alle der fünf Sinne im Bett aktiviert und bedacht werden. Das bedeutet, dass nicht nur zarte Berührungen, sondern auch Geschmäcker, Gerüche oder eine musikalische Untermalung die körperliche Intimität positiv beeinflussen und für noch mehr Lust sorgen können.
2. **Der behavioristische Typ:** Dieser Lust-Typ benötigt nicht unbedingt immer Action oder ein ausgiebiges Vorspiel, sondern nutzt vor allem das Kopf-Kino, um auf Touren zu kommen. Für behavioristische Lust-Typen ist die offene und hemmungslose Aussprache von Sex-Fantasien wichtig und auch das Experimentieren mit neuen Dingen, wie Spielzeug oder neuen Stellungen, wird als anturnend empfunden.
3. **Der intime Typ:** Für Personen, die zu den intimen Lust-Typen zählen, ist Sex eine sehr persönliche und intime Angelegenheit. Ein One-Night-Stand käme überhaupt nicht in Frage, denn der intime Lust-Typ möchte sich rundum wohl und geborgen fühlen und benötigt eine tiefe Verbindung zum Partner. Wertschätzung und Vertrauen sind hier besonders wichtig.
4. **Der anziehende Typ:** Dieser Lust-Typ steht nicht auf das spontane Übereinander-Herfallen, sondern will sich im Bett rein und schön fühlen. Das kann bedeuten, dass vor

der körperlichen Intimität eine (gemeinsame) Dusche anstehen sollte und auch Dessous oder das Parfum spielen eine große Rolle. Hierbei geht es diesem Typen nicht nur um die Sauberkeit, sondern auch um bewundernde Blicke oder Komplimente vom Partner oder von der Partnerin.

5. **Der Allrounder-Typ:** Der Allrounder-Lust-Typ ist, wie der Name bereits verrät, eine Mischung aus den vier vorangegangenen Typen. Dass Menschen, die zu den Allroundern im Bett zählen, einfacher im Bett zu erregen und glücklich zu stellen sind, ist jedoch eine Schlussfolgerung. Es darf nämlich vor allem nicht langweilig oder gar eintönig werden, denn das ist für den Allrounder-Lust-Typen ein wahrer Lust-Killer – eine gewisse Abwechslung ist also gefragt, denn der Sex darf nicht zur Routine werden.

Kleiner Exkurs zum Thema „Fantasien aussprechen“

Ihr werdet zwar im Rahmen dieses Buches reichlich Möglichkeiten haben, Eure Fantasien geheim oder offen auszusprechen und Euch so langsam an eine noch intensivere und erfüllendere körperliche Intimität herantasten, jedoch wird es mit Sicherheit auch nach dem Lesen dieses Buchs vorkommen, dass der eine oder andere eine Idee im Kopf hat, die sich vielleicht nur zu zweit im Bett umsetzen lässt. Wenn Ihr Euch also unsicher seid oder nicht traut, Eure Wünsche und Fantasien auszusprechen, findet Ihr hier drei Tipps, mit denen dies ein Stück weit einfacher gelingen kann.

Setze Deine Gedanken in die Tat um: Wenn es Dir schwerfällt, Deinem Partner oder Deiner Partnerin mitzuteilen, was Du Dir im Bett wünschst, ist es natürlich möglich, Deinen Wunsch einfach umzusetzen. Hier ist jedoch eine gewisse Menge an Taktgefühl gefragt, denn, wenn Dein Partner noch nie gefesselt wurde, ist es definitiv nicht sinnvoll, einfach das Seil rauszuholen und loszulegen. Achte immer darauf, dass Dein Gegenüber sich wohlfühlt und Du ihn oder sie zu nichts zwingst. Wer zum Beispiel neues Sexspielzeug ausprobieren möchte, könnte dieses einfach kaufen und dem oder der Liebsten als Überraschung präsentieren.

Sprich es an: Wenn Du eine Fantasie hegst, die nicht unbedingt in Euer momentanes Liebesspiel passt oder ganz anders ist als alles, was Ihr sonst ausprobiert, ist es auf jeden Fall ratsam, diese anzusprechen. Hier geht es erneut darum, dass Ihr beide Euch wohlfühlt und niemand zu etwas gezwungen oder gedrängt wird, wobei er oder sie sich vielleicht unwohl fühlen würde. Du musst für eine solche Ansprache jedoch nicht ein Meeting veranstalten oder Deine Fantasien zwischen Tür und Angel besprechen. Es bietet sich unter anderem an, Fantasien auszusprechen, wenn Ihr zum Beispiel gerade intim seid.

Gehe es langsam an: Wer sagt denn, dass man direkt aufs Ganze gehen muss? Probiert gemeinsam eine abgeschwächte Version Deiner Fantasie aus. Prüft, ob Ihr beide Spaß dabei habt, und baut auf dieser Basis nach und nach auf. Biete Deinem Gegenüber aber immer die Möglichkeit, anzumerken, wenn es ihm oder ihr zu viel wird und halte Dich an Grenzen.

FRAGEBOGEN ZU EURER OFFENBARUNG – TEIL 1

Was ist in Deinen Augen das Schönste an Deinem Partner oder Deiner Partnerin?

Welche Eigenschaft liebst Du an Deinem Gegenüber?

Was war das Schönste, was Dein Partner oder Deine Partnerin Dir je gesagt hat?

Was war das Schönste, was Dein Partner oder Deine Partnerin für Dich getan hat?

So verbringe ich die Zeit mit meinem Partner oder meiner Partnerin am liebsten:

Das turnt mich an meinem Partner oder meiner Partnerin am meisten an:

Ich finde besonders erotisch, wenn mein Partner oder meine Partnerin Folgendes im Bett oder während des Vorspiels macht:

Das ist meine absolute Lieblingsstellung:

Deswegen ist die genannte Stellung meine Lieblingsstellung:

Diese Stellung mag ich am wenigsten:

In diesem Outfit finde ich meinen Partner oder meine Partnerin besonders anziehend:

Würdest Du Dich als spontan im Bett beschreiben?

FRAGEBOGEN ZU EURER OFFENBARUNG – TEIL 2

Wie viel Vorspiel benötigst Du, um so richtig auf Touren zu kommen?

Sind Dir heiße Dessous oder Accessoires im Bett wichtig?

Welche Dinge bringen Dich generell in Stimmung?

Welche Dinge turnen Dich generell ab?

Was würdest Du unter keinen Umständen mit Deinem Partner oder Deiner Partnerin ausprobieren wollen?

Gibt es etwas Neues oder anderes, was Du gerne austesten würdest?

Fühlst Du Dich wohl dabei, Fantasien oder Wünsche Deinem Partner oder Deiner Partnerin gegenüber zu äußern?

FRAGEBOGEN ZU EURER OFFENBARUNG – TEIL 1

Was ist in Deinen Augen das Schönste an Deinem Partner oder Deiner Partnerin?

Welche Eigenschaft liebst Du an Deinem Gegenüber?

Was war das Schönste, was Dein Partner oder Deine Partnerin Dir je gesagt hat?

Was war das Schönste, was Dein Partner oder Deine Partnerin für Dich getan hat?

So verbringe ich die Zeit mit meinem Partner oder meiner Partnerin am liebsten:

Das turnt mich an meinem Partner oder meiner Partnerin am meisten an:

Ich finde besonders erotisch, wenn mein Partner oder meine Partnerin Folgendes im Bett oder während des Vorspiels macht:

Das ist meine absolute Lieblingsstellung:

Deswegen ist die genannte Stellung meine Lieblingsstellung:

Diese Stellung mag ich am wenigsten:

In diesem Outfit finde ich meinen Partner oder meine Partnerin besonders anziehend:

Würdest Du Dich als spontan im Bett beschreiben?

FRAGEBOGEN ZU EURER OFFENBARUNG – TEIL 2

Wie viel Vorspiel benötigst Du, um so richtig auf Touren zu kommen?

Sind Dir heiße Dessous oder Accessoires im Bett wichtig?

Welche Dinge bringen Dich generell in Stimmung?

Welche Dinge turnen Dich generell ab?

Was würdest Du unter keinen Umständen mit Deinem Partner oder Deiner Partnerin ausprobieren wollen?

Gibt es etwas Neues oder anderes, was Du gerne austesten würdest?

Fühlst Du Dich wohl dabei, Fantasien oder Wünsche Deinem Partner oder Deiner Partnerin gegenüber zu äußern?

GEHEIME FANTASIEN, DIE ERST EINMAL GEHEIM BLEIBEN SOLLEN:

Ja, wir sollten uns innerhalb einer festen Beziehung wohl genug fühlen, um selbst unsere geheimen Fantasien auszusprechen, ohne uns dafür schämen zu müssen. Tatsächlich ist es aber nicht immer der Fall, dass wir uns trauen, solche Wünsche oder Gelüste zu äußern. Insbesondere Fantasien, die weitere Personen beinhalten oder auf bestimmte Rollen oder Rollenspiele ausgerichtet sind, rollen uns nicht immer leicht von der Zunge. Genau deswegen findet Ihr auf den nächsten beiden Seiten reichlich Platz für Eure geheimen Fantasien, die zunächst auch geheim bleiben sollen. Das bedeutet, dass Ihr beide Euch vertrauen müsst und natürlich auch nicht hinter dem Rücken des anderen lest, was der Partner oder die Partnerin für Wünsche hat. Arbeitet stattdessen das Buch weiterhin gemeinsam durch, denn die nächsten Seiten werden Euch noch mehr übereinander und über Eure Wünsche im Bett offenbaren. Im Anschluss werdet Ihr erneut die Möglichkeit haben, über Eure Wünsche und Fantasien zu sprechen. Vielleicht ist das eine oder andere Thema bis dahin ohnehin bereits aufgekommen. Vielleicht entscheidet Ihr aber auch, dass Ihr Eure Wünsche zunächst noch für Euch selbst behalten wollt, auch das ist überhaupt nicht schlimm. Wenn Ihr Eure geheimsten Fantasien nicht in dieses Buch schreiben möchtet, könnt Ihr natürlich alternativ auch eine Liste im Smartphone anlegen oder diese auf einem separaten Papier notieren.

MEINE GEHEIMSTEN FANTASIEN

Wenn Du nicht der Verfasser/die Verfasserin der nachfolgenden Notizen bist, bitte ich Dich, diese nicht zu lesen!

MEINE GEHEIMSTEN FANTASIEN

Wenn Du nicht der Verfasser/die Verfasserin der nachfolgenden Notizen bist, bitte ich Dich, diese nicht zu lesen!

Die Bucketlist

Vielleicht hast Du den Begriff „Bucketlist“ schon das eine oder andere Mal gehört. Inzwischen stößt man auf diesen Begriff immer wieder auf sozialen Medien oder hört ihn in Filmen oder Serien. Ursprünglich stammen das Konzept und der Begriff „Bucketlist“ aus der englischen Sprache. Das bedeutet, direkt übersetzt, so viel wie „Eimer-Liste“ – und hört sich in unserer Sprache zunächst eher seltsam an. Gehen wir diesem Konzept jedoch genauer auf die Spuren, lässt sich eine englische Redewendung entdecken, die da lautet: „to kick the bucket“. Erneut lässt die direkte Übersetzung, welche so viel bedeutet wie „den Eimer treten“, Fragen offen. Wir haben im Deutschen jedoch eine ähnliche Redewendung, die genau das Gleiche bedeutet, nämlich: „den Löffel abgeben“. Hiermit ist gemeint, dass eine Person stirbt oder sich im Prozess des Sterbens befindet. Tatsächlich wird angenommen, dass die englische Redewendung mit dem Eimer ihren Ursprung in einem katholischen Brauch hat. Wenn eine Person gestorben ist, war es (und ist es teilweise auch noch) in der katholischen Kirche eine Tradition, die Füße des Verstorbenen mit Weihwasser aus einem Eimer zu bespritzen. Eine Bucketlist beschreibt demnach eine Liste von Dingen, die ein Mensch getan haben möchte, bevor er den Löffel abgibt, ins Gras beißt oder eben „den Eimer tritt". Eine Bucketlist soll uns anspornen, Dinge zu erreichen, uns Ziele zu stecken und auch neue Dinge auszuprobieren. Dabei beinhalten gewöhnliche Bucketlisten oftmals abenteuerliche Erlebnisse, zum Beispiel einen Fallschirmsprung, das Bauen eines Baumhauses, eine besondere Motorrad-Tour oder aber auch den Besuch eines besonderen Ortes wie des Himalaya-Gebirges. Andererseits kann eine Bucketlist auch ganz eigene persönliche Ziele beinhalten wie: eine neue Sprache lernen, ein Tattoo stechen lassen oder auch Blut spenden. In diesem Buch geht es jedoch nicht um ganz gewöhnliche Bucketlisten, sondern um eine Bucketlist, die genau auf Dich und Deinen Partner oder Deine Partnerin zugeschnitten ist. Im nächsten Kapitel wirst Du mehr darüber erfahren!

Was hat es mit der Bucketlist 18+ auf sich?

Was eine Bucketlist ist und inwiefern sie sich verwenden lässt, um Dein Leben zu bereichern, hast Du bereits erfahren. Doch was genau soll eine Bucketlist 18+ sein und inwiefern kann eine solche Bucketlist Eure Beziehung verschönern oder verbessern?

Bei der Bucketlist 18+ handelt es sich um eine Bucketlist für Erwachsene, wie die Bezeichnung „18+" vielleicht schon verrät. Das bedeutet nicht, dass in dieser Bucketlist besonders erwachsene Dinge notiert werden, sondern vielmehr, dass es sich hier um eine erotische Bucketlist handelt, welche nicht unbedingt für Kinder oder Teenies geeignet ist. Wir erstellen uns immer wieder Listen, die unseren Alltag bereichern und uns mehr Organisation und somit mehr Zeit für andere Dinge geben sollen – wieso sollten wir also nicht auch eine Liste für unser Sexleben erstellen? Hierbei handelt es sich jedoch auf keinen Fall um eine To-do-Liste, die zwanghaft Schritt für Schritt abgearbeitet wird. Die körperliche Intimität ist schließlich nicht immer planbar und hängt von verschiedenen Parametern ab. Wenn ein Partner oder eine Partnerin am Abend keine Lust auf Sex hat, dann motiviert es ihn oder sie natürlich auch nicht, eine Sex-Bucketlist vor die Nase gehalten zu bekommen. Stattdessen soll eine solche Bucketlist Euch die Dinge erleichtern, die uns in unserem alltäglichen Sexleben so schwerfallen. Insbesondere die Abwechslung im Bett ist dabei ein großes Thema, denn wer wird um 22:00 Uhr abends noch gerne kreativ und überlegt sich eine neue Idee für die körperliche Intimität? Stattdessen kann zu zweit ein Blick auf die gemeinsame Bucketlist 18+ geworfen und entschieden werden, ob ein neuer Punkt von der Liste abgehakt werden kann und soll – oder eben nicht. Dabei sollt Ihr jedoch keinen Druck verspüren, die Liste so schnell wie möglich abzuhaken oder Euch zu Dingen zwingen, die Ihr eigentlich gar nicht machen möchtet. Die Bucketlist 18+ soll für Euch vielmehr eine Art Inspiration sein und Euch vielleicht sogar motivieren. Eventuell kennst Du folgendes Szenario: Du planst Deinen Urlaub für nächstes Jahr, welcher zum Beispiel nach Spanien gehen soll, und verbringst Stunden um Stunden damit, Dir zu überlegen, was Du in Barcelona oder, in welcher spanischen Stadt auch immer, alles unternehmen möchtest. Du notierst Dir einen Besuch bei der Sagrada Família oder nimmst Dir vor, das Museu Picasso zu besuchen – all die Punkte, die Du Dir notierst, sind mehr oder weniger eine kleine Bucketlist für Deinen kommenden Urlaub. Diese Liste und allein das Erstellen der Liste könne dabei bereits Vorfreude wecken und die Gedanken in Fahrt bringen. Genauso funktioniert es auch bei der Bucketlist 18+: Allein die Sammlung von Ideen, die Du mit Deinem Partner oder Deiner Partnerin austesten und ausprobieren möchtest, kann das Gedanken-Karussell in Fahrt bringen und dafür sorgen, dass Ihr es kaum noch abwarten könnt, die einzelnen Punkte auf Eurer Liste auszuprobieren und schlussendlich befriedigt abhaken zu können. Dabei solltet Ihr immer im Hinterkopf behalten, dass kein einziger dieser von Euch notierten Punkte zu Zwang führen sollte. Ihr solltet Euch nicht dazu durchringen müssen, einen bestimmten Punkt abzuarbeiten, wenn Ihr (oder eine*r von Euch) es nicht möchte. Die Bucketlist 18+ sollte zwanghaft, locker und einfach Lust-machend sein und Euch eine Menge Spaß und eine tiefere Bindung in Eurer Partnerschaft bringen. Wie genau Ihr Eure eigene Bucketlist 18+ erstellen könnt, welche Ideen in diese Liste einfließen können und was ansonsten zu beachten ist, wird in den folgenden Kapiteln genauer erklärt.

Ein Leben ohne Abstriche

Wir alle wünschen uns ein Leben ohne Abstriche. Ein Leben, in dem wir immer genau das erreichen, was wir uns vorgenommen haben, vollkommen glücklich sind und im Idealfall auch noch den besten Sex unseres Lebens genießen können. Leider funktioniert das Leben nicht immer so, denn auch hier handelt es sich um einen Wechsel aus Geben und Nehmen. Wer Urlaub machen möchte, der muss im Normalfall dafür arbeiten und Geld verdienen. Wer im Luxus leben möchte, muss in seiner Freizeit Abstriche machen. Auch die Beziehung zu einer anderen Person stellt immer einen Kompromiss dar. Handelt es sich deswegen aber direkt um eine Art „Abstrich im Leben"?

Auch eine Partnerschaft ist durchgehend geprägt von Geben und Nehmen. Eine Beziehung, in der nur ein Teil immer wieder gibt und Dinge leistet und die andere Person dies hinnimmt, konsumiert und im Gegenzug nichts zurückgibt, hat keine Grundlage und kann schon gar nicht dafür sorgen, dass beide Menschen innerhalb dieser Beziehung zu gleichen Teilen glücklich sind und dies auf Dauer bleiben. Dennoch gibt es eine große Problematik, die wir im gesamten Leben und auch in unseren Partnerschaften immer wieder erkennen sollten: Wir sehen viele Möglichkeiten und Chancen nicht oder nehmen diese nicht als solche wahr. Ein Leben ohne Abstriche heißt schlussendlich nicht, dass wir nur das gemacht haben, was wir wollten oder ein absolut luxuriöses und sorgenfreies Leben durchleben durften. Stattdessen bedeutet ein Leben ohne Abstriche, dass wir, wenn wir in 50 Jahren auf unser jetziges Leben zurückblicken, nicht traurig sind, weil wir so viele Dinge nicht ausprobiert haben oder gar Reue zeigen und denken, wir hätten nicht richtig gelebt. Auch Eure gemeinsamen Momente werden irgendwann etwas sein, worauf Ihr – hoffentlich gemeinsam – zurückblicken werdet und vielleicht sogar darüber lachen oder Euch freuen werdet, was Ihr als junges oder auch älteres Paar alles gemeinsam erlebt habt. Wusstet Ihr darüber hinaus, dass die statistische Wahrscheinlichkeit, dass einer von Euch beiden fremdgeht, deutlich verringert wird, wenn Ihr Euer Sexleben so richtig austesten und ausleben könnt? Dies soll definitiv nicht das Fremdgehen aufgrund von sexueller Frustration rechtfertigen. Es soll Euch jedoch zeigen, dass Ihr gemeinsam glücklicher sein könnt und auch einfach glücklicher werdet, wenn Ihr Euch keine innerlichen Grenzen setzt, die nicht überschritten werden dürfen. Langeweile und fehlende Kreativität sind ein Lustkiller im Bett: Innere, geheime Wünsche, die nicht ausgelebt werden dürfen, können dazu führen, dass wir uns voneinander entfernen und nach und nach das Glück der Beziehung verlieren. Erneut muss hierzu gesagt werden, dass Du Deinen Partner/ Deine Partnerin niemals zu etwas zwingen solltest, wobei er oder sie sich unwohl fühlt. Geht solche Fantasien oder Wünsche langsam an, wie in den vorigen Kapiteln bereits beschrieben, und wachst gemeinsam in Eurer Partnerschaft. Auch muss an dieser Stelle erneut angemerkt werden, dass die körperliche Intimität nur einen Teil Eurer Partnerschaft ausmacht. Hier gibt es kein Geheimrezept, das besagt: Der Sex ist gut, dann ist die Beziehung genauso gut. Beziehungsweise: Der Sex ist schlecht, dann suche ich mir einen neuen

Partner oder eine neue Partnerin, mit dem oder der ich meine Fantasien endlich ausprobieren kann. Wir brauchen nicht viele verschiedene Partner, um uns auszuprobieren und unsere Bucketlist abzuarbeiten. Genau das können wir bereits mit dem Partner tun, den wir jetzt lieben und demnach auch hoffentlich in zehn oder fünfzig Jahren noch lieben werden. Wachst gemeinsam, nicht nur im Alltag, im Beruf oder als Eltern, sondern wachst auch gemeinsam in Eurem Sexleben und genießt eine körperliche Intimität ohne Abstriche. Hier kann es natürlich vorkommen, dass der oder die eine oder andere über den eigenen Schatten springen muss. Wir sollten unsere Bequemlichkeit und unsere Sicherheit jedoch ab und zu, insbesondere in einer intimen Beziehung, ablegen können. Und lass Dir gesagt sein: Du wirst belohnt werden, wenn Du Dich traust und Mut zeigst, neue Dinge kennenzulernen und auszuprobieren! Lebt ein Leben, eine Partnerschaft und auch ein Sexleben in einer ausgeglichenen Balance von Geben und Nehmen und dennoch ohne Abstriche!

Das Verfassen der gemeinsamen Bucketlist

Kommen wir zu dem Punkt, auf den Ihr Euch vielleicht schon während des Lesens der letzten Kapitel gefreut habt: das gemeinsame Verfassen Eurer Bucketlist 18+. In diesem Abschnitt des Buches werdet Ihr reichlich Platz finden, um Eure eigene Bucketlist zu notieren und Euch dementsprechend zusammen Dinge zu überlegen, die Ihr in Zukunft im Bett ausprobieren möchtet. Diese Liste, die Ihr zusammenstellt, wird dabei perfekt auf Euch zugeschnitten sein und zeigt so schlussendlich Eure Vorlieben und Eure Bereitschaft, neue Dinge zu testen. Doch wie genau sollte eine solche Bucketlist erstellt werden, insbesondere im Hinblick auf die peinliche Berührtheit, die wir verspüren, wenn wir über unsere geheimsten und intimsten Fantasien sprechen? Fangen wir ganz langsam an.

Zunächst solltet Ihr Euch erneut bewusst machen, mit wem Ihr es zu tun habt. Euch gegenüber sitzt keine fremde Person und im Prinzip auch niemand, vor dem Ihr Euch schämen müsst. Ihr habt einander im Normalfall ja bereits nackt gesehen und führt ein Sex-Leben, welches eventuell nur ein bisschen ausbaufähig ist. Hier besteht also kein Grund zur Scham – im Gegenteil! Seht es als Beweis Eurer Liebe und Vertrautheit an, dass Ihr auch intime Dinge und geheime Fantasien aus- und ansprechen könnt und Eurem Partner nennt, was Ihr Euch eventuell wünscht oder vorstellen könntet. Darüber hinaus ist es wichtig, die Vorschläge und Ideen des anderen nicht zu kritisieren oder zu verurteilen. Macht Euch bewusst, dass viele Dinge zum Ausprobieren da sind und viele Fantasien oftmals auch nur einmal ausgelebt werden möchten, damit wir es eben probiert haben. Vielleicht findet Ihr Eure liebste Sex-Praxis, vielleicht merkt Ihr aber auch nach dem Ausprobieren einer bestimmten Idee, dass diese zwar ganz okay war, aber schlussendlich nichts Dauerhaftes für Eure körperliche Intimität darstellt. Eventuell merkt Ihr auch beide, dass eine Idee zwar ganz gut klang, in der Durchführung jedoch eher den Schwung aus dem Bett genommen hat. Zeigt einander Vertrauen und geht offen und ehrlich auf die Vorschläge ein. Sätze wie: „Sowas würde ich im Leben nicht ausprobieren wollen!“, gehören nicht in eine solche Konversation. Versucht es stattdessen mit: „Ich weiß nicht, ob ich mich damit ganz wohl fühlen werde.“ Unsere Worte können, insbesondere bei solch intimen Themen, großen Schaden anrichten und dafür sorgen, dass unser Gegenüber sich schämt. Das ist nicht Sinn und Zweck der Erstellung einer solchen Bucketlist. Begegnet einander mit Liebe und besprecht Eure Wünsche und Ideen auf einer eher sachlichen Basis – die Leidenschaft kommt im Bett schon ganz von alleine dazu.

Ein weiterer Ansatzpunkt für die Erstellung Eurer persönlichen Bucketlist 18+ sind die Fragebögen, die Ihr am Anfang dieses Ratgebers ausgefüllt habt. Hier durftet Ihr Fragen über Euren Partner oder Eure Partnerin beantworten und auch für Euch selbst entscheiden, was Ihr mögt oder nicht. Wenn Ihr diese Fragebögen miteinander verglichen habt, dann habt Ihr inzwischen bestimmt ein mehr oder weniger klares Bild über die Vorlieben Eures Partners oder Eurer Partnerin und könnt in der Regel auch einschätzen, wie weit diese*r gehen würde und welche Vorschläge für die Bucketlist passend sein könnten. Das bedeutet nicht, dass Ihr keine mutigen Vorschläge machen solltet, die Euer Gegenüber aus der eigenen Komfortzone holen könnten. Geht es jedoch mit Vernunft und Feingefühl an und überrumpelt die andere Person nicht mit Vorschlägen, von denen Ihr ziemlich sicher wisst, dass diese eher kritisch betrachtet werden. Das bedeutet übrigens nicht, dass Ihr diese Vorschläge niemals machen und auch ausleben dürft – geht es jedoch langsam an und notiert Euch die jeweiligen Vorschläge gegebenenfalls für Euch alleine. Es ist nämlich absolut sinnvoll, die Bucketlist 18+ alle paar Monate hervorzuholen und gemeinsam zu überarbeiten. Mit der Zeit werden Grenzen, die vielleicht bestanden, nach hinten geschoben oder ganz aufgelöst. Vielleicht probiert Ihr auch einen Punkt aus und merkt, dass dieser Euch überhaupt nicht gefallen hat. Ein anderer Punkt auf Eurer Liste, der in eine ähnliche Richtung geht, muss deswegen nicht zwanghaft ausprobiert werden, sondern kann auch einfach gestrichen werden. Seht die Bucketlist nicht als To-do-Liste an, auf welcher jeder Punkt akribisch abgearbeitet und abgehakt werden muss. Hier handelt es sich vielmehr um eine Ansammlung an Ideen und Wünschen: Wie auch wir selbst uns verändern und weiterentwickeln, passiert genau das Gleiche mit unseren Wünschen und Fantasien.

Eine weitere Problematik, die beim Erstellen der gemeinsamen Bucketlist 18+ auftreten kann, ist die fehlende Kreativität. Aber auch dieses Problem kann gelöst werden. Zum einen findet Ihr in diesem Buch insgesamt 100 Vorschläge für die Erstellung Eurer Bucketlist. Das bedeutet: 100 Ideen, Wünsche oder Fantasien, die Ihr entdecken und ausprobieren könnt oder auch nicht. Auch hier soll überhaupt kein Zwang bestehen. Es geht vielmehr darum, Eurer Kreativität ein wenig auf die Sprünge zu helfen und Euch Inspiration zu liefern. Zum anderen gibt es solche Inspirationen natürlich nicht nur in diesem Buch. Vielleicht fällt Euch eine Sex-Szene aus einem Hollywood-Film ein, die Ihr besonders ansprechend fandet. Und auch das Blättern durch Magazine sowie das Stöbern im Internet können bei der Ideen- und Inspirations-Findung helfen. Achtet jedoch darauf, es nicht zu übertreiben. Irgendwann werdet Ihr nämlich den Wald vor lauter Bäumen nicht mehr sehen, denn wenn es um Sex geht, quillt insbesondere das Internet über mit vielen normalen, aber auch verrückten Ideen. Auch hier ist also folgender Ratschlag noch einmal von großer Wichtigkeit: Geht es langsam an und erstellt Eure Bucketlist mit Bedacht und Spaß. Ihr müsst die Liste nicht von heute auf morgen mit 100 Punkten befüllen. Selbst, wenn Ihr zunächst nur drei Punkte notiert, die Ihr ausprobieren möchtet, habt Ihr einen guten Anfang gefunden und könnt diese kleine Liste mit der Zeit gemeinsam zu etwas Großem ausbauen!

Wenn das Grübeln endlich vorbei ist und Ihr einige Ideen zusammengetragen habt, ist es an der Zeit, Eure gemeinsame Bucketlist 18+ zusammenzutragen. Dafür bekommt Ihr auf der nächsten Seite einen kleinen Rahmen. Es ist jedoch auch vollkommen in Ordnung, wenn Ihr Eure Liste auf einem separaten Stück Papier notieren und dieses an einem geheimen Ort verstauen möchtet. Achtet darauf, dass Ihr nur Punkte notiert, die Ihr beide aus vollem Herzen ausprobieren möchtet. Keiner von Euch sollte sich gezwungen fühlen, die Fantasie des jeweils anderen auszuprobieren, obwohl Ihr das eigentlich gar nicht so wirklich möchtet. Alle Punkte auf der Liste sollten Euch ansprechen, Euch Vorfreude bereiten und vielleicht sogar schon das Gedankenkarussell in Fahrt bringen.

UNSERE GEMEINSAME BUCKETLIST 18+

1.
2.
3.
4.
5.
6.
7.
8.
9.
10.
11.
12.
13.
14.
15.

Probleme existieren, um gelöst zu werden

Wenn Ihr beide diesen Ratgeber bis zu diesem Punkt aufmerksam gelesen habt, dann ist Euch bestimmt schon häufiger aufgefallen, dass das Erstellen einer Bucketlist 18+ und auch das generelle Sprechen über die gemeinsame Intimität ein paar kleine oder große Probleme mit sich bringen kann. Nicht nur das, dass das Thema „Sex" in vielen Beziehungen und Partnerschaften in vielerlei Hinsicht ein kritisches Thema ist – obwohl es doch eigentlich die schönste Sache der Welt ist. Vielleicht ist der Kauf dieses Buches für Euch mehr, als nur der Ausbau Eurer Sexualität und Intimität, sondern auch der Versuch, neuen Schwung in Euer Liebesleben zu bringen, wenn dieses in den letzten Monaten oder Jahren ein wenig eingeschlafen ist. Eventuell bestehen bei Euch sogar „Probleme", die sich nicht von einer solchen Bucketlist mal eben lösen lassen. Lasst Euch aber gesagt sein, dass ein jedes Problem, so klein oder groß es auch sein mag, aus dem Weg geschaffen werden kann. Probleme existieren nun einmal, damit wir sie gemeinsam lösen können und im Anschluss von einer noch tieferen Verbundenheit und Intimität profitieren können. Ihr werdet im Anschluss einige Probleme entdecken, unter denen viele Paare im Verlaufe ihrer Beziehung leiden können. Vielleicht findet auch Ihr Euch in der einen oder anderen Thematik wieder. Sollte dies der Fall sein, ist es für Euch sinnvoll, die nächsten Textabschnitte aufmerksam zu lesen und gemeinsam über das jeweilige Problem und die vorgeschlagenen Lösungsansätze zu sprechen. Lasst Euch jedoch gesagt sein, dass nicht jedes Problem von heute auf morgen aus der Welt geschaffen werden kann. Insbesondere dann, wenn tieferliegende, psychische Ängste oder Sorgen vorhanden sind, kann es eine lange Zeit benötigen, bis Dinge aufgearbeitet sind und Ihr Euch näher kommt als jemals zuvor. Der erste Schritt in die richtige Richtung ist jedoch das, was Ihr momentan macht, nämlich gemeinsam über eben diese Dinge zu sprechen und die Bereitschaft zu zeigen, Probleme anzugehen und aus der Welt zu schaffen.

DAS PROBLEM MIT DER ZEIT

Wir alle befinden uns immer wieder in Situationen im Leben, in denen wir einfach über zu wenig Zeit verfügen. Die Prüfungsphase in der Uni, das große Projekt auf der Arbeit oder die Familie und Freunde, die eine Menge kostbarer Zeit einfordern, können dafür sorgen, dass die gemeinsame Zeit zuhause, insbesondere im Bett, untergeht oder in Vergessenheit gerät. Wirklich problematisch wird das Zeit-Thema, wenn nur einer von Euch zu wenig Zeit hat, während der andere über zu viel Zeit verfügt und diese gerne mit dem Partner oder der Partnerin verbringen würde und es einfach nicht kann. Zu Beginn einer Beziehung oder Partnerschaft ist es für beide Beteiligten absolut normal, so viel Zeit wie nur möglich miteinander verbringen zu wollen. Wir wollen einander und auch das Leben des anderen besser kennenlernen und unsere Verliebtheit voll ausleben. Nach und nach jedoch verfliegt eben diese Verliebtheit und ein Gefühl der Selbstverständlichkeit macht sich breit. Oftmals erkennen beide Partner in dieser Situation, dass sie ja ein Leben vor dieser Beziehung hatten, Freunde, die vielleicht vernachlässigt wurden, oder auch Hobbys, denen es erneut nachzugehen gilt. Dies ist zunächst überhaupt nicht negativ zu bewerten. Es kann jedoch zu einem wahren Beziehungskiller werden, wenn wir aneinander vorbeileben und uns keine Mühe mehr für die gemeinsame Zeit geben. Denken wir an diesem Punkt einmal weiter: Wer sich keine Mühe mehr in alltäglichen Situationen gibt, lieber auf das Handy, auf die Playstation oder auf den Fernseher starrt oder dauerhaft unterwegs ist, weil die Zeit mit Freunden oder dem Hobby so viel mehr Spaß bereitet, anstatt sinnvolle und hochwertige Zeit mit dem Partner einzuplanen, der sorgt auf lange Sicht dafür, dass der Partner oder die Partnerin sich nicht mehr zu 100% geliebt oder angenommen fühlt. Wenn wir hier noch einen Schritt weitergehen, ist leicht zu erkennen, dass eben diese negativen Gefühle auch dafür sorgen können, dass wir weniger Zeit im Bett miteinander verbringen möchten. Zum einen kommt diese Problematik natürlich von dem „Unterwegs-Sein" an sich, wir sind einfach nicht zuhause oder in greifbarer Nähe unseres Partners. Zum anderen benötigen wir in der Regel auch eine gewisse Menge an Aufmerksamkeit, um uns auch körperlich auf unseren Partner oder unsere Partnerin einzulassen, die Hüllen fallen zu lassen und uns unserem Gegenüber im vollen Maße hinzugeben. Klingt logisch, oder? Dennoch ist die fehlende Zeit immer wieder ein Thema in Beziehungen, die ansonsten von einer großen Menge Liebe und

Verbundenheit geprägt sind. Solltet auch Ihr unter diesem Problem leiden, müsst Ihr Euch zunächst nicht schämen: Hierbei handelt es sich schließlich um einen ganz natürlichen Prozess und um ein allgegenwärtiges Problem. Freut Euch hingegen, dass Ihr Euch gemeinsam vorgenommen habt, dieses Problem zu beheben. Wie genau Ihr das tun könnt, zeigen Euch die nachfolgenden Lösungsansätze:

1. Planung und Struktur sind das halbe Leben: Ja gut, eigentlich funktioniert das Sprichwort nur mit der Ordnung, jedoch sind eine gute Planung und eine sinnvolle Struktur das A und O für eine Beziehung. Wenn Ihr es zum Beispiel, aus welchen Gründen auch immer, nicht schafft, Euch regelmäßig Zeit füreinander zu nehmen, kann es sinnvoll sein, Dates und Treffen vorab zu planen. Hier muss es nicht immer außergewöhnlich oder besonders interessant sein, sondern kann auch ganz einfach aus einem gemeinsamen Abendessen nach der Arbeit bestehen oder es kann ein kleiner Spaziergang sein, den Ihr gemeinsam im Wald unternehmt. Sprecht über Euren Tag und sprecht über Euch und was ganz wichtig ist: Lasst Euch nicht ablenken. Bücher gehören nicht in Eure Hand, während Ihr Zeit miteinander verbringt. Und auch der Fernseher sollte ausgeschaltet werden. Insbesondere das Handy ist dabei eine Sache, die uns die wertvolle Zeit miteinander raubt, obwohl wir uns direkt gegenübersitzen. Dies bringt uns direkt zum nächsten Punkt.

2. Das Handy, das Tablet und der Laptop gehören nicht in Eure Beziehung: Ja, unser Handy ist schon eine richtig tolle Erfindung. Mit ihm können wir unserer Mathelehrerin

aus der fünften Klasse beweisen, dass wir heute doch immer einen Taschenrechner in unserer Tasche haben. Und auch die Kommunikation mit unseren Freunden oder Familienmitgliedern fällt durch unser Handy oder andere elektronische Geräte noch leichter als jemals zuvor. Genau diese tolle Erfindung kann jedoch dafür sorgen, dass wir keine Zeit mehr mit der wichtigsten Person in unserem Leben verbringen: unserem Partner oder unserer Partnerin. Social Media, die Emails und WhatsApp lenken uns immer wieder ab und richten somit unsere Aufmerksamkeit weg von unserem Gegenüber hin zu unwichtigeren Dingen. Vor allem, wenn Ihr als Paar bereits gemeinsam eine Wohnung bezogen hat, kann sich diese Problematik schnell ausbreiten. Die Lösung? Schaltet das Ding einfach aus! Ihr werdet nichts Wichtiges verpassen und alle Nachrichten, die Ihr bekommt, könnt Ihr in drei Stunden genauso lesen, wie Ihr es jetzt tun würdet. Die Worte jedoch, die Euer Partner oder Eure Partnerin sagt, könnt Ihr Euch nicht in drei Stunden noch einmal anhören, insbesondere dann, wenn Ihr beim ersten Mal schon nicht richtig zugehört habt. Stellt Regeln auf wie, dass das Handy am Esstisch nichts zu suchen hat oder beim gemeinsamen Spaziergang einfach zuhause gelassen wird. Auch das zwischenzeitliche Löschen von Apps wie Instagram oder Facebook kann einen großen Teil dazu beitragen, zu erkennen, welch wunderbare Person Ihr vor Euch habt. Sucht Euer Glück und Eure Aufregung nicht aus dem Internet und diversen sozialen Netzwerken, sondern erkennt, dass das größte Glück bereits vor Eurer Nase sitzt.

3. Erklärt Euch: Ihr müsst länger auf der Arbeit bleiben oder habt den Bus verpasst? Dann schweigt Euren Partner oder Eure Partnerin nicht an, sondern teilt ihr oder ihm ganz einfach kurz mit, was passiert ist. Zu oft fühlen wir uns sitzen gelassen oder ignoriert, während das Gegenüber gestresst von A nach B rennt und einfach nur versucht, nach Hause zu kommen. Kommunikation ist hier der Schlüssel. Wir hören nicht nur von unserem Partner und freuen uns über seine kurze Nachricht, wir fühlen uns auch als Teil seines oder ihres Lebens und können sogar Stolz empfinden, wenn wir als einzige Person wissen, wie stressig es gerade im Job oder in der Uni oder was sonst vorgefallen ist, weswegen das Date abgesagt werden musste. Dies bietet nicht nur eine Grundlage für spätere Gespräche – wer regt sich nicht gerne vor seinem Partner über seinen Boss auf und hört Zuspruch –, es zeigt der Partnerin oder dem Partner auch, dass er oder sie uns wichtig ist und nicht ignoriert wird, nur weil gerade keine Zeit ist. Übrigens: Die Absage eines Dates oder Treffens kann sehr gut abgemildert werden, indem Ihr einfach einen Alternativvorschlag bietet: „Ich schaff es leider doch nicht mehr, zu Dir zu fahren, weil ich auf der Arbeit festsitze – können wir das morgen noch einmal versuchen?"

DAS PROBLEM MIT DEM DRUCK

Wie bereits mehrmals gesagt wurde, ist eine Bucketlist bei weitem keine To-do-Liste, die wir Schritt für Schritt abarbeiten müssen, um etwas Besonderes zu erreichen oder uns gut zu fühlen. Solltet Ihr, oder einer von Euch, beim Erstellen der Liste bereits beklemmende Gefühle merken und sich innerlich vielleicht denken: „Das werden wir – oder das werde ich – doch niemals alles schaffen", dann ist dieser Textabschnitt besonders wichtig für Dich oder Euch.

Wir leben in einer Leistungsgesellschaft. Wir müssen Dinge leisten, um anerkannt zu werden. In der Schule müssen wir gute Noten schreiben, auf der Arbeit müssen wir immer unser Bestes geben und auch in Beziehungen verspüren wir oft einen gewissen Druck – wir wollen unseren Partner oder unsere Partnerin glücklich machen und ihm oder ihr unsere Liebe beweisen. Vielleicht herrscht auch der Druck, genauso toll oder sogar toller zu sein als die oder der Ex. Verlassens- oder Versagensängste wirken sich auch in einer Partnerschaft aus. Diese Bucketlist 18+, die Ihr gemeinsam geschrieben habt oder schreiben werdet, soll Euch dabei absolut keinen Druck machen! Im Gegenteil: Sie soll Euch den Druck nehmen, immer wieder kreativ werden zu müssen oder Fantasien anzusprechen, die Ihr vielleicht erleben möchtet, um sexuell erfüllt zu sein. Ist ein solcher Druck nämlich zu groß, kann dies in vielen Fällen dazu führen, dass wir gar nicht erst anfangen. Vielleicht kennst Du diese Problematik: In der Schule gab es ein Fach, welches Du überhaupt nicht verstanden hast. Insbesondere der Stoff für die nächste Klausur ist total an Dir vorbeigegangen. Wie schnell denken wir uns dann: „Ich kann es doch direkt sein lassen, ich schaffe das sowieso nicht"? Eure Bucketlist 18+ soll Euch Freude bereiten und Euch die alltägliche Arbeit in Sachen intimer Körperlichkeit abnehmen. Stattdessen könnt Ihr Euch Zeit füreinander nehmen und gemeinsam eine tolle und außergewöhnliche Liste mit Dingen erstellen, die Ihr gerne ausprobieren möchtet. Ihr müsst diese Liste nicht von Punkt Eins bis Punkt Fünfundzwanzig Schritt für Schritt abarbeiten. Die Liste darf auch getrost mal in der Schublade liegen bleiben und ihr vergnügt Euch so, wie Ihr es gewohnt seid. Es müssen auch niemals zwanghaft alle Punkte abgehakt werden, nur weil Ihr Euch diese einmal notiert habt. Seht diese Liste eher als kleine Spaß-Inspiration an, auf die Ihr immer wieder zurückgreifen könnt, aber nicht müsst. Hier gibt es auch kein Zeitlimit: Wenn in zehn Jahren immer noch zwei Punkte offen sind, ist das absolut kein Beinbruch und wird Eurer Beziehung nicht geschadet haben (vorausgesetzt, Ihr befindet Euch nach diesen zehn Jahren immer noch in einer Partnerschaft). Nehmt den Druck aus Listen und geht Eure gemeinsame Bucketlist 18+ mit Freude, Gelassenheit und Spaß an!

DAS PROBLEM MIT DEM GEMEINSAMEN NENNER

Auch diese Thematik wurde im Verlaufe des Buches bereits einige Male angesprochen: Was passiert, wenn ich eine bestimmte Fantasie oder einen Wunsch habe, den mein Partner oder meine Partnerin überhaupt nicht ausprobieren möchte? Was mache ich, wenn es mir schwerfällt, mich auf die Vorschläge des anderen einzulassen? Finden wir überhaupt einen gemeinsamen Nenner auf dieser Liste?

Insbesondere dann, wenn sich einer oder beide von Euch in der bisherigen Beziehung nicht getraut hat/haben, Wünsche zu äußern, und nun endlich den Mut gefunden hat/haben, über seinen oder ihren Schatten zu springen, kann es vorkommen, dass Ihr Euch auf einmal Punkte für die Bucketlist notiert, die überhaupt nicht kompatibel sind. Das macht es schwer, eine gemeinsame Bucketlist 18+ zu formulieren. Denn, wenn eine Person Lust hat, mit Schokolade und Sahne zu experimentieren und die andere Person stattdessen lieber mal mitten im Wald Spaß haben möchte (hierbei handelt es sich bewusst um ein überspitztes Beispiel), können schon einmal kleinere oder größere Schwierigkeiten bei der Formulierung von gemeinsamen Wünschen oder Ideen entstehen. Sollte dies bei Euch der Fall sein, findet Ihr im Anschluss ein paar kleine Tipps, die Euch helfen sollen, Kompromisse zu finden oder über Euren Schatten zu springen:

1. Erklärt Euch: Dein Partner will diese eine Sache partout nicht auf die Liste schreiben und dementsprechend nicht ausprobieren? Weiß er oder sie denn, wieso Du diese bestimmte Sache überhaupt ausprobieren möchtest oder woher Deine Fantasie rührt? In vielen Fällen kann es helfen, einfach zu erklären, wieso Du eine bestimmte Praxis erotisch findest oder woher dieser Wunsch kommt. Das bedeutet nicht, dass Du Deinen Partner oder Deine Partnerin in Form einer analytischen Diskussion von Deinem Vorschlag überzeugen musst. Erkläre Dich einfach und ehrlich und hoffe auf Verständnis von Deinem Gegenüber. Vielleicht benötigt Dein Partner oder Deine Partnerin auch einfach etwas mehr Zeit, um über

bestimmte Vorschläge nachzudenken – übe hier keinen Druck aus und gib ihm oder ihr diese Zeit, es wird sich lohnen!

2. Kenne seine oder ihre Grenzen: Dadurch, dass Ihr beide bereits einen Fragebogen zu den eigenen sexuellen Wünschen und auch Nicht-Wünschen ausgefüllt und im Idealfall miteinander verglichen habt, solltet Ihr bereits wissen, was die andere Person so überhaupt nicht ausprobieren möchte. Halte Dich an diese Grenzen und schenke Deinem Partner oder Deiner Partnerin genügend Freiraum. Das bedeutet nicht automatisch, dass die jeweilige Fantasie, die die Grenzen des anderen überschreitet, niemals ausgelebt werden kann. Mehr dazu im nächsten Punkt.

3. Steigert Euch: Es kann ratsam sein, Wünsche und Fantasien zunächst in abgeschwächter Version zu notieren. Geht nicht direkt aufs Ganze, wenn Ihr Euch dabei nicht wohlfühlt, und probiert es zunächst ganz langsam. Angenommen, die Fantasie von einem von Euch ist es, am Strand Sex zu haben, was dem Partner oder der Partnerin überhaupt nicht passt – schließlich könnte an einem öffentlichen Strand jederzeit jemand vorbeikommen und Euch beobachten –, lässt sich für diesen Wunsch mit Sicherheit eine abgeschwächte Version finden. Wie wäre es zunächst mit Sex im sichtgeschützten Garten oder mitten im Wald, wo Ihr nicht von allen Seiten zu sehen seid und Euch so sicherer fühlt? Vielleicht kommt Dein Partner oder Deine Partnerin mit der Zeit auf den Geschmack und hat Lust, sich gemeinsam mit Dir zu

steigern. Gehe es also langsam an, denn ein zu starker Druck sorgt maximal dafür, dass Ihr keinen gemeinsamen Nenner findet und die Fantasie oder der Wunsch in Vergessenheit gerät und niemals ausgelebt wird.

DAS PROBLEM MIT DER SCHAM

Wir alle schämen uns für die eine oder andere Sache, das ist ganz normal. Zu viel Scham tut einer Beziehung jedoch auch nicht gut, weswegen es wichtig ist, diese vor dem Partner oder der Partnerin ablegen zu können. Natürlich lässt sich dieses Gefühl nicht einfach wie auf Knopfdruck entfernen und bleibt für immer weit entfernt von Euch. Macht Euch jedoch bewusst, dass Ihr nicht umsonst in einer Beziehung seid. Ihr liebt einander und nehmt einander an. Ihr habt gemeinsam dieses Buch gekauft, um weiter an Eurer Beziehung und Eurer körperlichen Intimität zu arbeiten. Wusstet Ihr, dass Scham in der Regel nur im sozialen Kontext entsteht? Das bedeutet, dass wir uns eigentlich nur dann schämen, wenn andere Personen die jeweilige Sache mitbekommen, darüber urteilen und im schlimmsten Fall über uns lachen oder uns beschimpfen. Sind wir alleine, so verspüren wir maximal Scham, wenn wir darüber nachdenken, was andere Menschen über uns denken würden. Komisch, oder? Solltet Ihr, oder einer von Euch, beim Erstellen Eurer Bucketlist zu viel Scham empfinden, als dass Wünsche und Fantasien geäußert werden, ist es sinnvoll, ein paar Regeln festzulegen:

Regel Nummer 1: Wir urteilen nicht über die Fantasien und Wünsche des anderen und kommen schon gar nicht auf die

Idee, darüber zu lachen oder eine Miene zu verziehen. Gebt einander den Rahmen, den Ihr benötigt, um scheinbar peinliche oder seltsame Dinge anzusprechen. Wenn Ihr nicht mit Eurem Partner oder Eurer Partnerin über eben diese Dinge sprechen könnt, mit wem dann? Macht Euch bewusst, dass Ihr Euch in einer von Liebe geprägten Beziehung befindet, welche nicht einbricht, nur weil ein bestimmter Wunsch zu peinlich ist oder eine Fantasie nicht unbedingt angemessen ist. Es steht Euch dennoch immer frei, zu sagen, dass Ihr die eine oder andere Sache nicht ausprobieren und auf die Liste schreiben möchtet. Tut dies jedoch in einem freundlichen und netten Ton und denkt dabei immer daran: Wir alle haben heimliche Wünsche und Fantasien, die wir nur sehr schwer aussprechen können. Keiner von uns möchte für eben diese Fantasien verurteilt oder sogar ausgelacht werden.

Regel Nummer 2: Es gibt keine Tabus. Versucht, von dem Schema wegzukommen, in dem wir beziehungsweise unsere Gesellschaft denkt. In erster Instanz ist alles erlaubt, was im rechtlichen und ethischen Rahmen erlaubt ist. Wenn wir es so betrachten, gibt es doch eigentlich gar keinen Grund für Scham, oder?

Regel Nummer 3: Wachst gemeinsam. Dieses Buch in Euren Händen ist der Beweis dafür, dass Ihr gemeinsam wachsen und Euch weiterentwickeln möchtet. Dafür ist es nicht selten notwendig, dass wir über unseren eigenen Schatten und eigene festgelegte Grenzen springen müssen. Verlasst zusammen Eure Komfortzone und lernt Euch auf einer ganz neuen und interessanten Basis neu und noch besser kennen.

100 Ideen für die Bucketlist

In diesem Kapitel des Buches geht es darum, Eure eigene Bucketlist zu erstellen und zu befüllen. Damit Euch mit der Zeit nicht die Ideen ausgehen, findet Ihr nachfolgend insgesamt 100 Vorschläge, die Ihr entweder direkt ausprobieren oder auf Eurer gemeinsamen Bucketlist 18+ vormerken könnt. Die einzelnen Punkte sind dabei immer zu Oberkategorien zusammengefasst worden, damit Ihr es übersichtlicher habt und bestimmte Bereiche, die Euch vielleicht besonders stark ansprechen oder aber gar nicht ansprechen, gezielter suchen oder ignorieren könnt. Darüber hinaus werdet Ihr nicht nur die Ideen und Vorschläge an sich finden, sondern auch jeweils eine kleine Bewertungsskala nach jedem Vorschlag antreffen. Solltet Ihr eine der Ideen ausprobiert haben, könnt Ihr also im Anschluss gemeinsam bewerten, wie gut Euch der jeweilige Vorschlag gefallen hat, ob Euch etwas nicht gefallen hat und auch ob Ihr vielleicht in Zukunft noch einmal auf die jeweilige Idee zurückkommen möchtet und werdet. Lasst Euch also inspirieren und befüllt so nach und nach Eure eigene Liste mit ausgewählten Punkten der 100 vorgeschlagenen Ideen für die Bucketlist.

1. Das gemeinsame Sex-Toy-Shopping

Ihr habt bisher gar nicht so viel im Zubehör-Bereich experimentiert? Dann ist es dringend an der Zeit, sich wenigstens einmal die Optionen anzuschauen, die es so gibt! Ihr könnt dies vor Ort in einem Geschäft machen oder Euch gemeinsam vor den PC setzen und online nach neuen Dingen suchen, die Euch beim Sex vielleicht unterstützen oder Spaß machen können. Allein das Betrachten und gemeinsame Auswählen von Spielzeugen und Zubehör treibt die Vorfreude an und in der Regel können wir es dann gar nicht abwarten, all die neuen Dinge ausgiebig zu testen.

<table>
<tr><td colspan="5">So gut finden wir das gemeinsame Sex-Toy-Shopping:</td></tr>
<tr><td>Sehr gut! ☐</td><td>Gut! ☐</td><td>Ist ok. ☐</td><td>Geht so. ☐</td><td>Gar nicht gut! ☐</td></tr>
<tr><td colspan="5">Deswegen finden wir diesen Tipp so gut:</td></tr>
<tr><td colspan="5"></td></tr>
<tr><td colspan="5">Deswegen hat uns dieser Tipp gar nicht gefallen:</td></tr>
<tr><td colspan="5"></td></tr>
<tr><td colspan="3">Dieser Tipp gehört ab sofort in unser Programm!</td><td>Ja! ☐</td><td>Nein. ☐</td></tr>
</table>

2. Das Stellungs-Würfeln

Nehmt Euch zwei Würfel zur Hand und würfelt, was das Zeug hält. Wandelt im Anschluss die Augen des Würfels in eine Zahl um – die größere Augen-Zahl ist dabei die Zehner- und die kleinere Augen-Zahl ist die Einser-Stelle Eures Ergebnisses. Wenn Ihr zum Beispiel eine Vier und eine Eins würfelt, ist Eure Zahl die 41. Sucht nun in der nachfolgenden Liste nach der Sex-Stellung mit der Nummer 41, in diesem Fall handelt es sich um die Sexstellung der Sphinx, und recherchiert, solltet Ihr diese Stellung nicht kennen, im angehängten Glossar nach der Ausführung dieser Sex-Stellung. Nun geht es ans Probieren! Ihr könnt übrigens alternativ auch einfach den Finger über die verschiedenen Nummern schweifen lassen und Euch ganz spontan für eine neue Stellung entscheiden, die Ihr ausprobieren möchtet.

1. Der Affe
2. Die G-Force
3. Der Lotussitz
4. Die Hausnummer
5. Die Schubkarre
6. Die Tarantel
7. Face to Face
8. Die Anbetung
9. Die 8er Nummer
10. Der rechte Winkel
11. Die verirrte Reiterin
12. Die Schnecke
13. Über Kreuz
14. Die Y-Kurve
15. Limbo-Love
16. Die Kerze
17. Hoch hinaus
18. Das Feuerrad
19. Der Engel
20. Der Beinstrecker
21. Der Aufstieg zur Lust
22. Der Liegestuhl
23. Die Meerjungfrau
24. Die Rossantilope
25. Der betörende Schmetterling
26. Die Supernova
27. Vulkanfieber
28. Die Zen-Pause
29. Das große X

30. Die Bootsfahrt
31. Die Amazone
32. Die Anbetung
33. Die Herausforderung
34. Der federnde Held
35. Der Lotussitz
36. Magic Mountain
37. Die portugiesische Galeere
38. Der Rücken zur Wand
39. Die Rutsche
40. Die schwebende Frau
41. Die Sphinx
42. Die Treppe
43. Das Vorhängeschloss
44. Der große Wagen
45. Der Wackelpeter
46. Die Zange
47. Das Sandwich
48. Das umgedrehte Cowgirl
49. Die Liebesbrezel
50. Sinnliches Kreuz und Quer
51. Der Kreuzstich
52. Die Hingabe
53. Die Hausnummer
54. Die Fußangel
55. Der Faulenzer
56. Das glühende Dreieck
57. Der Aufstieg zur Lust
58. Die 8er Nummer
59. Der Schaukelstuhl
60. Die Schere
61. Die seitliche Samba
62. Die hitzige Sitzung
63. Die Standhafte
64. Upside-Down
65. Der Verführungs-Tanz
66. Das erotische V

So gut finden wir das Stellungswürfeln:				
Sehr gut! ☐	Gut! ☐	Ist ok. ☐	Geht so. ☐	Gar nicht gut! ☐
Deswegen finden wir diesen Tipp so gut:				
Deswegen hat uns dieser Tipp gar nicht gefallen:				
Dieser Tipp gehört ab sofort in unser Programm!		Ja! ☐		Nein. ☐

3. Ein Kochabend im Birthday-Suit

Auf geht's in die Küche – und das ohne Kleidung! Lasst die Hüllen fallen, dreht die Musik auf und kocht gemeinsam nackt. Solltet Ihr Euch für Speisen entscheiden, die während des Bratens oder Kochens mit Fett spritzen könnten, ist es dabei definitiv ratsam, zwischenzeitlich eine Schürze anzulegen, um die sensibleren Stellen Eures Körpers zu schützen. Ansonsten steht es Euch natürlich frei, Euren Spaß zu haben und vielleicht die eine oder andere Sex-Stellung aus dem Glossar auch mal auf dem Küchentisch auszuprobieren – vielleicht solltet ihr den Tisch aber vorher wieder abräumen, schließlich möchte niemand von einer Gabel in der Pobacke abgelenkt werden.

So gut finden wir den Kochabend im Birthday-Suit:				
Sehr gut! ☐	Gut! ☐	Ist ok. ☐	Geht so. ☐	Gar nicht gut! ☐
Deswegen finden wir diesen Tipp so gut:				
Deswegen hat uns dieser Tipp gar nicht gefallen:				
Dieser Tipp gehört ab sofort in unser Programm!	Ja! ☐	Nein. ☐		

4. Eiskalter Sex

Ja gut, bei Temperaturen von minus drei Grad Celsius vergeht den meisten in der Regel die Stimmung und die Lust auf Sex. Ein paar kleine Eiswürfel jedoch können Euch, im wahrsten Sinne des Wortes, ein neues Prickeln ins Bett zaubern. Bereitet hierfür eine kleine Schüssel mit Eiswürfeln vor und lasst diese über Eure Körper und über Eure erogenen Zonen gleiten. Das könnt Ihr mit den Händen, aber auch mit dem Mund machen. Je nachdem, wie viele Eiswürfel Ihr verwenden möchtet, ist es gegebenenfalls sinnvoll, das Bett mit einem Handtuch auszulegen.

<table>
<tr><td colspan="5">So gut finden wir den eiskalten Sex:</td></tr>
<tr><td>Sehr gut! ☐</td><td>Gut! ☐</td><td>Ist ok. ☐</td><td>Geht so. ☐</td><td>Gar nicht gut! ☐</td></tr>
<tr><td colspan="5">Deswegen finden wir diesen Tipp so gut:</td></tr>
<tr><td colspan="5"></td></tr>
<tr><td colspan="5">Deswegen hat uns dieser Tipp gar nicht gefallen:</td></tr>
<tr><td colspan="5"></td></tr>
<tr><td colspan="3">Dieser Tipp gehört ab sofort in unser Programm!</td><td>Ja! ☐</td><td>Nein. ☐</td></tr>
</table>

5. Die Sex-Schaukel

Ein Zubehör für die körperliche Intimität ist die sogenannte Sex-Schaukel. Diese wird an eine geeignete Stelle in Eurem Zuhause gehängt und sorgt so für besonders schwunghaften Sex.

So gut finden wir die Sex-Schaukel:				
Sehr gut! ☐	Gut! ☐	Ist ok. ☐	Geht so. ☐	Gar nicht gut! ☐
Deswegen finden wir diesen Tipp so gut:				
Deswegen hat uns dieser Tipp gar nicht gefallen:				
Dieser Tipp gehört ab sofort in unser Programm!	Ja! ☐	Nein. ☐		

6. Spaß mit Farbe

Besorgt Euch Körperfarbe, das kann ganz gewöhnliche, ungefährliche Farbe für Kinder sein, aber auch fluoreszierende Körperfarbe oder essbare Körperfarbe mit Schokoladengeschmack, die im Anschluss sinnlich abgeleckt werden kann. Bemalt den Körper des jeweils anderen und erlebt so ein sinnliches Vorspiel. Ihr könnt übrigens auch Kunst kreieren, indem Ihr voller Farbe Sex auf einem Untergrund habt, den Ihr anschließend zurechtschneiden und einrahmen könnt.

So gut finden wir Spaß mit Farbe:				
Sehr gut! ☐	Gut! ☐	Ist ok. ☐	Geht so. ☐	Gar nicht gut! ☐
Deswegen finden wir diesen Tipp so gut:				
Deswegen hat uns dieser Tipp gar nicht gefallen:				
Dieser Tipp gehört ab sofort in unser Programm!			Ja! ☐	Nein. ☐

7. Schmackhafter Sex

Habt Sex mit aromatisierenden Gleitgelen oder Kondomen mit Geschmack und erlebt so ein ganz neues Geschmackserlebnis.

So gut finden wir den schmackhaften Sex:				
Sehr gut! ☐	Gut! ☐	Ist ok. ☐	Geht so. ☐	Gar nicht gut! ☐
Deswegen finden wir diesen Tipp so gut:				
Deswegen hat uns dieser Tipp gar nicht gefallen:				
Dieser Tipp gehört ab sofort in unser Programm!		Ja! ☐	Nein. ☐	

8. Nacktbaden

Es ist Sommer, Euch ist warm und Ihr habt Lust auf ein kleines Abenteuer? Dann wartet, bis es dunkel wird, und geht nackt im eigenen Pool oder in einem See in der Nähe schwimmen. Was Ihr danach macht und wo, ist dabei natürlich Euch überlassen.

So gut finden wir das Nacktbaden:				
Sehr gut! ☐	Gut! ☐	Ist ok. ☐	Geht so. ☐	Gar nicht gut! ☐
Deswegen finden wir diesen Tipp so gut:				
Deswegen hat uns dieser Tipp gar nicht gefallen:				
Dieser Tipp gehört ab sofort in unser Programm!			Ja! ☐	Nein. ☐

9. Sex im Auto

Sex im Auto sehen wir insbesondere in Hollywoodfilmen oder -Serien immer wieder und fragen uns vielleicht das eine oder andere Mal, ob das wirklich so bequem und aufregend ist, wie es im Fernseher aussieht. Probiert es doch einfach selber einmal aus! Dabei müsst Ihr natürlich nicht erst irgendwohin fahren, denn Sex im Auto funktioniert auch in der Einfahrt oder in der Garage!

So gut finden wir den Sex im Auto:				
Sehr gut! ☐	Gut! ☐	Ist ok. ☐	Geht so. ☐	Gar nicht gut! ☐
Deswegen finden wir diesen Tipp so gut:				
Deswegen hat uns dieser Tipp gar nicht gefallen:				
Dieser Tipp gehört ab sofort in unser Programm!	Ja! ☐	Nein. ☐		

10. Telefonsex

Nicht immer haben wir das Glück, jeden Tag und jede Nacht miteinander verbringen zu können. Ist das auch bei Euch der Fall? Wie wäre es dann mit einer gediegenen, altmodischen Runde Telefonsex? Die Kameras bleiben dabei natürlich ausgeschaltet und Ihr hört nur die Stimmen – und weitere Geräusche – des anderen. Lasst Eurer Fantasie freien Lauf, erzählt von dem, was Ihr gerade drunter habt und was Ihr mit Eurem Partner oder Eurer Partnerin anstellen würdet, wenn Ihr gerade nicht räumlich voneinander getrennt wäret.

So gut finden wir Telefonsex:				
Sehr gut! ☐	Gut! ☐	Ist ok. ☐	Geht so. ☐	Gar nicht gut! ☐
Deswegen finden wir diesen Tipp so gut:				
Deswegen hat uns dieser Tipp gar nicht gefallen:				
Dieser Tipp gehört ab sofort in unser Programm!			Ja! ☐	Nein. ☐

11. Der Kurzurlaub

Denkt nicht nach und macht einfach! Bucht Euch ein Hotel – es muss gar nicht so weit weg sein – und genießt den Tapetenwechsel. Wenn uns in einer neuen Umgebung wiederfinden und keine Verpflichtungen, zumindest für ein Wochenende, haben, entspannen wir uns schneller und können auch die körperliche Intimität noch mehr genießen.

So gut finden wir den Kurzurlaub:				
Sehr gut! ☐	Gut! ☐	Ist ok. ☐	Geht so. ☐	Gar nicht gut! ☐
Deswegen finden wir diesen Tipp so gut:				
Deswegen hat uns dieser Tipp gar nicht gefallen:				
Dieser Tipp gehört ab sofort in unser Programm!		Ja! ☐	Nein. ☐	

12. Der stille Sex

Es gibt das Vorurteil, dass Männer zu leise im Bett sind, während Frauen in der Regel nachgesagt wird ihrer Freude schon einmal gerne etwas lauter Luft zu machen. Probiert es doch einmal ganz leise aus und versucht, weder miteinander zu sprechen noch andere Geräusche während der Zeit im Bett zu äußern. Dem einen oder anderen wird dies bestimmt schwerfallen, es kann aber auch eine Menge Spaß machen diese – im wahrsten Sinne des Wortes – unausgesprochene Regel zu befolgen oder zumindest einmal auszuprobieren.

So gut finden wir den stillen Sex:				
Sehr gut! ☐	Gut! ☐	Ist ok. ☐	Geht so. ☐	Gar nicht gut! ☐
Deswegen finden wir diesen Tipp so gut:				
Deswegen hat uns dieser Tipp gar nicht gefallen:				
Dieser Tipp gehört ab sofort in unser Programm!		Ja! ☐	Nein. ☐	

13. Der laute Sex

Drehen wir den Spieß einmal um und werden besonders laut! Fühlt Euch frei, zu schreien, zu seufzen oder zu stöhnen – und das in einer Lautstärke, die Euch vielleicht sogar ein wenig fremd sein könnte. Vielleicht solltet Ihr, insbesondere, wenn Ihr in einem Mehrfamilienhaus wohnt oder Nachbarn in der direkten Nähe habt, zuvor informieren, wie viel aus Eurem Schlafzimmer an die Öffentlichkeit dringt. Aber hey, damit müssen Eure Nachbarn auch mal klarkommen, wenn es selten oder ab und zu etwas lauter wird.

<table>
<tr><td colspan="5">So gut finden wir den lauten Sex:</td></tr>
<tr><td>Sehr gut! ☐</td><td>Gut! ☐</td><td>Ist ok. ☐</td><td>Geht so. ☐</td><td>Gar nicht gut! ☐</td></tr>
<tr><td colspan="5">Deswegen finden wir diesen Tipp so gut:</td></tr>
<tr><td colspan="5"></td></tr>
<tr><td colspan="5">Deswegen hat uns dieser Tipp gar nicht gefallen:</td></tr>
<tr><td colspan="5"></td></tr>
<tr><td colspan="3">Dieser Tipp gehört ab sofort in unser Programm!</td><td>Ja! ☐</td><td>Nein. ☐</td></tr>
</table>

14. Sex ohne Anfassen

Masturbiert voreinander! Das heißt, dass Ihr Euch im Idealfall einander gegenübersetzt und Euch jeweils alleine zum Höhepunkt bringt. Dabei dürft Ihr selbstverständlich auch Zubehör, Spielzeuge und Eure Worte nutzen, um Euch so richtig auf Höchsttouren zu bringen. Dieser Tipp stärkt nicht nur das Vertrauen von Euch beiden ineinander und nimmt die eventuelle Scham. Sie zeigt Euch auch, was dem anderen so richtig gut gefällt – beobachtet also und lasst Euch von Eurem Partner oder Eurer Partnerin selbst inspirieren.

So gut finden wir den Sex ohne Anfassen:				
Sehr gut! ☐	Gut! ☐	Ist ok. ☐	Geht so. ☐	Gar nicht gut! ☐
Deswegen finden wir diesen Tipp so gut:				
Deswegen hat uns dieser Tipp gar nicht gefallen:				
Dieser Tipp gehört ab sofort in unser Programm!			Ja! ☐	Nein. ☐

15. Sex mit den Händen

Dieser Vorschlag rät Euch, nur Eure Hände zu nutzen, um den Partner oder die Partnerin zum Höhepunkt zu bringen. Das kann vielleicht eine Herausforderung für Euch darstellen, aber ihr werdet Euch dadurch definitiv noch besser und intimer kennenlernen und mit Sicherheit eine Menge Spaß haben!

So gut finden wir Sex mit den Händen:				
Sehr gut! ☐	Gut! ☐	Ist ok. ☐	Geht so. ☐	Gar nicht gut! ☐
Deswegen finden wir diesen Tipp so gut:				
Deswegen hat uns dieser Tipp gar nicht gefallen:				
Dieser Tipp gehört ab sofort in unser Programm!		Ja! ☐	Nein. ☐	

16. Die Orgasmus-Kontrolle

Nein, bei diesem Vorschlag für Eure Bucketlist 18+ handelt es sich weder um ein Rollenspiel noch um einen schlechten Porno-Titel. Hier geht es darum, zu bestimmen, wann und ob der Partner oder die Partnerin zum Höhepunkt kommen darf. Wählt dabei zufällig aus, wer die Kontrolle hat und wer nicht und wechselt Euch gegebenenfalls ab. Hiermit könnt Ihr nicht nur Eure Selbstkontrolle trainieren und Euch besser kennenlernen, Ihr werdet auch ein ganz neues sexuelles Erlebnis haben.

So gut finden wir die Orgasmus-Kontrolle:				
Sehr gut! ☐	Gut! ☐	Ist ok. ☐	Geht so. ☐	Gar nicht gut! ☐
Deswegen finden wir diesen Tipp so gut:				
Deswegen hat uns dieser Tipp gar nicht gefallen:				
Dieser Tipp gehört ab sofort in unser Programm!			Ja! ☐	Nein. ☐

17. So viele Höhepunkte

Versucht, einander so viele Orgasmen hintereinander wie nur möglich zu schenken. Kleine Trink-Pausen sind natürlich erlaubt.

<table>
<tr><td colspan="5">So gut finden wir so viele Höhepunkte:</td></tr>
<tr><td>Sehr gut! ☐</td><td>Gut! ☐</td><td>Ist ok. ☐</td><td>Geht so. ☐</td><td>Gar nicht gut! ☐</td></tr>
<tr><td colspan="5">Deswegen finden wir diesen Tipp so gut:</td></tr>
<tr><td colspan="5"></td></tr>
<tr><td colspan="5">Deswegen hat uns dieser Tipp gar nicht gefallen:</td></tr>
<tr><td colspan="5"></td></tr>
<tr><td colspan="3">Dieser Tipp gehört ab sofort in unser Programm!</td><td>Ja! ☐</td><td>Nein. ☐</td></tr>
</table>

18. Der gemeinsame Orgasmus

Werdet so richtig Eins und versucht nach Möglichkeit, gleichzeitig zum Höhepunkt zu kommen. Hier kann es natürlich sein, dass eine oder einer von Euch kurz eine Pause einlegen muss, aber es ist den Aufwand wert!

So gut finden wir den gemeinsamen Orgasmus:				
Sehr gut! ☐	Gut! ☐	Ist ok. ☐	Geht so. ☐	Gar nicht gut! ☐
Deswegen finden wir diesen Tipp so gut:				
Deswegen hat uns dieser Tipp gar nicht gefallen:				
Dieser Tipp gehört ab sofort in unser Programm!			Ja! ☐	Nein. ☐

19. Der Orangenscheiben-Blowjob

Bei diesem Vorschlag schneidet Ihr Euch aus einer Orange eine große Scheibe zurecht und drückt, mithilfe eines Shot-Glases zum Beispiel, ein Loch in die Mitte dieser Scheibe. Nun wird die Orangenscheibe wie ein Ring auf den Penis geschoben und sorgt nicht nur beim Partner für ein erfrischendes Erlebnis, sondern bietet auch dem oder der Blowjob-Gebenden einen frischen und interessanten Geschmack beim Verwöhnen. Insbesondere an heißen Sommertagen kann dieser Tipp eine erfrischende Abwechslung darbieten (achtet jedoch auf eventuell bestehende Allergien, denn bei Orangen handelt es sich um Zitrusfrüchte, die die Haut gegebenenfalls reizen können).

So gut finden wir den Orangenscheiben-Blowjob:				
Sehr gut! ☐	Gut! ☐	Ist ok. ☐	Geht so. ☐	Gar nicht gut! ☐
Deswegen finden wir diesen Tipp so gut:				
Deswegen hat uns dieser Tipp gar nicht gefallen:				
Dieser Tipp gehört ab sofort in unser Programm!	Ja! ☐	Nein. ☐		

20. Die Vorspiel-Party

Auch, wenn es oftmals nicht so scheint, das Vorspiel, also die Liebkosungen, das Kuscheln und auch das Anfassen des Partners oder der Partnerin vor dem Sex, sind enorm wichtig. Dieser Tipp schlägt Euch also vor, es mit dem Vorspiel so richtig auf die Spitze zu tragen, beziehungsweise gar nicht mehr damit aufzuhören oder es eine Stunde lang zu versuchen, bis Ihr so richtig loslegt. Ihr werdet schnell merken, wie allein ein ausgedehntes Vorspiel befriedigen und Spaß machen kann.

So gut finden wir die Vorspiel-Party:				
Sehr gut! ☐	Gut! ☐	Ist ok. ☐	Geht so. ☐	Gar nicht gut! ☐
Deswegen finden wir diesen Tipp so gut:				
Deswegen hat uns dieser Tipp gar nicht gefallen:				
Dieser Tipp gehört ab sofort in unser Programm!			Ja! ☐	Nein. ☐

21. Der Massagekurs

Macht gemeinsam einen Massagekurs und lernt, wie Ihr den jeweils anderen so richtig verwöhnen könnt. Abends zuhause könnt Ihr natürlich Eure Fähigkeiten direkt austesten.

So gut finden wir den Massagekurs:				
Sehr gut! ☐	Gut! ☐	Ist ok. ☐	Geht so. ☐	Gar nicht gut! ☐
Deswegen finden wir diesen Tipp so gut:				
Deswegen hat uns dieser Tipp gar nicht gefallen:				
Dieser Tipp gehört ab sofort in unser Programm!		Ja! ☐	Nein. ☐	

22. Ein Tag voller Sex

Der nächste Sonntag ist bis jetzt nicht verplant? Ihr habt beide frei und draußen regnet es momentan sowieso dauerhaft? Wie wäre es dann mit einem Tag voller Sex? Bestellt Euch Euer liebstes Essen nach Hause, macht es Euch gemütlich und habt Spaß – genügend Ideen für reichlich Abwechslung findet Ihr natürlich in diesem Buch.

<table>
<tr><td colspan="5">So gut finden wir einen Tag voller Sex:</td></tr>
<tr><td>Sehr gut! ☐</td><td>Gut! ☐</td><td>Ist ok. ☐</td><td>Geht so. ☐</td><td>Gar nicht gut! ☐</td></tr>
<tr><td colspan="5">Deswegen finden wir diesen Tipp so gut:</td></tr>
<tr><td colspan="5"></td></tr>
<tr><td colspan="5">Deswegen hat uns dieser Tipp gar nicht gefallen:</td></tr>
<tr><td colspan="5"></td></tr>
<tr><td colspan="3">Dieser Tipp gehört ab sofort in unser Programm!</td><td>Ja! ☐</td><td>Nein. ☐</td></tr>
</table>

23. Date-Planung

Insbesondere in der Anfangsphase einer Beziehung sind Dates ein dauerhaftes und wichtiges Thema. Irgendwann jedoch gehen wir immer weniger auf Dates und manchmal fehlt eine solche Aktivität einfach, denn sie durchbricht die Routine und sorgt für neue, schöne Erinnerungen. Plant also ein Date für den jeweils anderen, ohne diesen in Eure Pläne einzuweihen. Ein kleiner Twist, es handelt sich bei diesem Buch schließlich um die Bucketlist 18+, ist es, dass ihr nicht nur ein Date plant, sondern auch ein Sexspielzeug auswählt, welches Ihr nach dem Date mit Eurem Partner oder Eurer Partnerin verwenden möchtet.

<table>
<tr><td colspan="5">So gut finden wir die Date-Planung:</td></tr>
<tr><td>Sehr gut! ☐</td><td>Gut! ☐</td><td>Ist ok. ☐</td><td>Geht so. ☐</td><td>Gar nicht gut! ☐</td></tr>
<tr><td colspan="5">Deswegen finden wir diesen Tipp so gut:</td></tr>
<tr><td colspan="5"></td></tr>
<tr><td colspan="5">Deswegen hat uns dieser Tipp gar nicht gefallen:</td></tr>
<tr><td colspan="5"></td></tr>
<tr><td colspan="3">Dieser Tipp gehört ab sofort in unser Programm!</td><td>Ja! ☐</td><td>Nein. ☐</td></tr>
</table>

24. Lasst einander schmoren

Dieser Tipp kann mit großer Wahrscheinlichkeit eine Herausforderung für Euch darstellen. Es ist jedoch keine gemeine oder unlösbare Herausforderung und darf selbstverständlich mit einem Happy End beendet werden. Jene Herausforderung besteht darin, einander einen Tag lang über durch kleine Aufmerksamkeiten, Blicke und Berührungen zu erregen, jedoch nicht aufs Ganze zu gehen – das dürft Ihr dann aber natürlich gerne am Ende des Tages tun.

So gut finden wir das Schmorenlassen:				
Sehr gut! ☐	Gut! ☐	Ist ok. ☐	Geht so. ☐	Gar nicht gut! ☐
Deswegen finden wir diesen Tipp so gut:				
Deswegen hat uns dieser Tipp gar nicht gefallen:				
Dieser Tipp gehört ab sofort in unser Programm!		Ja! ☐	Nein. ☐	

25. Lasst einander noch länger schmoren

Ein Tag hat Euch bereits gezeigt, wie viel Spaß der anschließende Sex nach dem Schmorenlassen machen kann und wie sehr Euch das Warten und gegenseitige Erregen gefallen hat? Dann versucht es doch einmal eine Woche lang und belohnt Euch mit einem entspannten Wochenende und dem lang ersehnten Ausleben im Bett, auf dem Sofa oder auch auf dem Küchentisch.

So gut finden wir das einwöchige Schmorenlassen:				
Sehr gut! ☐	Gut! ☐	Ist ok. ☐	Geht so. ☐	Gar nicht gut! ☐
Deswegen finden wir diesen Tipp so gut:				
Deswegen hat uns dieser Tipp gar nicht gefallen:				
Dieser Tipp gehört ab sofort in unser Programm!	Ja! ☐	Nein. ☐		

26. Das sexy Fotoshooting

Schnappt Euch das Smartphone oder die Kamera, entkleidet Euch oder sucht die Lieblingsdessous heraus und veranstaltet ein sexy Fotoshooting. Achtet jedoch darauf, dass diese Fotos nur für Euch sichtbar sind. Wir möchten solch intime Momente und Anblicke in der Regel ja nicht mit unseren Freunden oder Eltern teilen.

Platz für Eure liebsten Fotos

So gut finden wir das sexy Fotoshooting:				
Sehr gut! ☐	Gut! ☐	Ist ok. ☐	Geht so. ☐	Gar nicht gut! ☐
Deswegen finden wir diesen Tipp so gut:				
Deswegen hat uns dieser Tipp gar nicht gefallen:				
Dieser Tipp gehört ab sofort in unser Programm!			Ja! ☐	Nein. ☐

27. Arbeits-Sexting

Bei dem Begriff „Sexting" handelt es sich um die Wort-Kombination von Sex und Texting, also dem Schreiben via SMS oder WhatsApp. Schreibt Euch also heiße Nachrichten oder schöne Bilder, während Ihr voneinander getrennt arbeitet oder anderweitig beschäftigt seid, und macht einander so eine Menge Vorfreude auf den gemeinsamen Abend.

So gut finden wir das Arbeits-Sexting:				
Sehr gut! ☐	Gut! ☐	Ist ok. ☐	Geht so. ☐	Gar nicht gut! ☐
Deswegen finden wir diesen Tipp so gut:				
Deswegen hat uns dieser Tipp gar nicht gefallen:				
Dieser Tipp gehört ab sofort in unser Programm!			Ja! ☐	Nein. ☐

28. Der Erotikroman

Kauft Euch gemeinsam einen Erotikroman und lest Euch diesen gegenseitig vor. Vielleicht findet Ihr hier direkt Inspiration für den anschließenden Spaß im Bett.

So gut finden wir den Erotikroman:				
Sehr gut! ☐	Gut! ☐	Ist ok. ☐	Geht so. ☐	Gar nicht gut! ☐
Deswegen finden wir diesen Tipp so gut:				
Deswegen hat uns dieser Tipp gar nicht gefallen:				
Dieser Tipp gehört ab sofort in unser Programm!	Ja! ☐	Nein. ☐		

29. Yoga ohne Hüllen

Lasst die Hüllen fallen und treibt gemeinsam eine Runde Yoga oder eine andere Sportart miteinander. Insbesondere beim Yoga könnt Ihr mit großer Wahrscheinlichkeit nette Anblicke genießen.

So gut finden wir Yoga ohne Hüllen:				
Sehr gut! ☐	Gut! ☐	Ist ok. ☐	Geht so. ☐	Gar nicht gut! ☐
Deswegen finden wir diesen Tipp so gut:				
Deswegen hat uns dieser Tipp gar nicht gefallen:				
Dieser Tipp gehört ab sofort in unser Programm!			Ja! ☐	Nein. ☐

30. Das eigene Porno-Drehbuch

Ihr verspürt bei Euch eine gewisse schauspielerische Begabung und habt Lust, kreativ zu werden? Dann schreibt doch einfach einen eigenen Porno, bei welchem Ihr natürlich die Hauptdarsteller seid. Lasst Eurer Kreativität freien Lauf und beweist Euer Talent bei der Umsetzung!

So gut finden wir das eigene Porno-Drehbuch:				
Sehr gut! ☐	Gut! ☐	Ist ok. ☐	Geht so. ☐	Gar nicht gut! ☐
Deswegen finden wir diesen Tipp so gut:				
Deswegen hat uns dieser Tipp gar nicht gefallen:				
Dieser Tipp gehört ab sofort in unser Programm!	Ja! ☐	Nein. ☐		

31. Die sexy Playlist

Erstellt gemeinsam eine Playlist mit den Songs, die Ihr besonders sexy oder entspannend findet, und testet diese im Anschluss direkt aus.

So gut finden wir die sexy Playlist:				
Sehr gut! ☐	Gut! ☐	Ist ok. ☐	Geht so. ☐	Gar nicht gut! ☐
Deswegen finden wir diesen Tipp so gut:				
Deswegen hat uns dieser Tipp gar nicht gefallen:				
Dieser Tipp gehört ab sofort in unser Programm!			Ja! ☐	Nein. ☐

32. Das Edging

Beim Edging handelt es sich um eine Sexpraktik, bei welcher beide Partner kurz vor dem Orgasmus eine Pause einlegen und danach weitermachen. Dies stärkt nicht nur die Selbstkontrolle, sondern intensiviert auch den schlussendlichen Orgasmus – probiert es einfach mal aus!

<table>
<tr><td colspan="5">So gut finden wir das Edging:</td></tr>
<tr><td>Sehr gut! ☐</td><td>Gut! ☐</td><td>Ist ok. ☐</td><td>Geht so. ☐</td><td>Gar nicht gut! ☐</td></tr>
<tr><td colspan="5">Deswegen finden wir diesen Tipp so gut:</td></tr>
<tr><td colspan="5"></td></tr>
<tr><td colspan="5">Deswegen hat uns dieser Tipp gar nicht gefallen:</td></tr>
<tr><td colspan="5"></td></tr>
<tr><td colspan="3">Dieser Tipp gehört ab sofort in unser Programm!</td><td>Ja! ☐</td><td>Nein. ☐</td></tr>
</table>

33. Erdbeeren, Schlagsahne und Sekt

Besorgt Euch Erdbeeren, Schlagsahne und eine Flasche Champagner – oder die preislichere Alternative, den Sekt – und verwöhnt Euch im Bett auf hohem Niveau!

<table>
<tr><td colspan="5">So gut finden wir Erdbeeren, Schlagsahne und Sekt:</td></tr>
<tr><td>Sehr gut! ☐</td><td>Gut! ☐</td><td>Ist ok. ☐</td><td>Geht so. ☐</td><td>Gar nicht gut! ☐</td></tr>
<tr><td colspan="5">Deswegen finden wir diesen Tipp so gut:</td></tr>
<tr><td colspan="5"></td></tr>
<tr><td colspan="5">Deswegen hat uns dieser Tipp gar nicht gefallen:</td></tr>
<tr><td colspan="5"></td></tr>
<tr><td colspan="3">Dieser Tipp gehört ab sofort in unser Programm!</td><td>Ja! ☐</td><td>Nein. ☐</td></tr>
</table>

34. Die einmonatige Sex-Challenge

Versucht, mindestens 30 Tage am Stück Sex miteinander zu haben – dabei dürft Ihr natürlich bei der Art der körperlichen Intimität kreativ und einfallsreich werden!

So gut finden wir die einmonatige Sex-Challenge:				
Sehr gut! ☐	Gut! ☐	Ist ok. ☐	Geht so. ☐	Gar nicht gut! ☐
Deswegen finden wir diesen Tipp so gut:				
Deswegen hat uns dieser Tipp gar nicht gefallen:				
Dieser Tipp gehört ab sofort in unser Programm!	Ja! ☐	Nein. ☐		

35. Rollenspiel – Sex im Büro

Natürlich ist es nicht unbedingt ratsam, wirklich Sex im Büro zu haben, denn die Konsequenzen, solltet Ihr erwischt werden, sind nicht immer angenehm. Bringt das Büro deswegen zu Euch nach Hause und kreiert ein Rollenspiel a la Chef und Sekretärin. Roter Lippenstift, High-Heels und die Krawatte dürfen dabei natürlich nicht fehlen – wir wollen es schließlich authentisch gestalten!

So gut finden wir das Rollenspiel – Sex im Büro:				
Sehr gut! ☐	Gut! ☐	Ist ok. ☐	Geht so. ☐	Gar nicht gut! ☐
Deswegen finden wir diesen Tipp so gut:				
Deswegen hat uns dieser Tipp gar nicht gefallen:				
Dieser Tipp gehört ab sofort in unser Programm!			Ja! ☐	Nein. ☐

36. Spaß mit Wachs

Bestimmt kennt Ihr bereits die Praktik, bei welcher Paare Ihre erogenen Zonen mit Wachs beträufeln – habt ihr das schon einmal selbst ausprobiert? Diese warme Sensation kann betören und ein besonders intensives Vorspiel darstellen. Nehmt jedoch unter keinen Umständen ganz gewöhnliche Kerzen: Hierfür gibt es spezielle Kerzen, die kühler abtropfen, als es die Gängigen tun.

So gut finden wir den Spaß mit Wachs:				
Sehr gut! ☐	Gut! ☐	Ist ok. ☐	Geht so. ☐	Gar nicht gut! ☐
Deswegen finden wir diesen Tipp so gut:				
Deswegen hat uns dieser Tipp gar nicht gefallen:				
Dieser Tipp gehört ab sofort in unser Programm!		Ja! ☐	Nein. ☐	

37. Penis-Spa

Es gibt eine Sex-Praktik, welche sich „der arabische Weg" nennt. Bei dieser wird heißes (nicht kochend heißes, sondern angenehm heißes) Wasser mit ein wenig Öl vermischt. Im Anschluss gibt der Mann seinen Penis einige Sekunden lang in dieses Wasser, wodurch die Durchblutung stark verbessert und angetrieben wird. Das Ergebnis: Eine besonders intensive Sex-Erfahrung für sie und für ihn.

So gut finden wir den Penis-Spa:				
Sehr gut! ☐	Gut! ☐	Ist ok. ☐	Geht so. ☐	Gar nicht gut! ☐
Deswegen finden wir diesen Tipp so gut:				
Deswegen hat uns dieser Tipp gar nicht gefallen:				
Dieser Tipp gehört ab sofort in unser Programm!	Ja! ☐	Nein. ☐		

38. Funk-Sex

Kauft gemeinsam ein ferngesteuertes Spielzeug (wenn Ihr Lust habt, könnt Ihr Euch natürlich auch gegenseitig mit einem Funk-Spielzeug versehen) und testet dieses gemeinsam in der Öffentlichkeit.

<table>
<tr><td colspan="5">So gut finden wir diesen Tipp:</td></tr>
<tr><td>Sehr gut! ☐</td><td>Gut! ☐</td><td>Ist ok. ☐</td><td>Geht so. ☐</td><td>Gar nicht gut! ☐</td></tr>
<tr><td colspan="5">Deswegen finden wir diesen Tipp so gut:</td></tr>
<tr><td colspan="5"></td></tr>
<tr><td colspan="5">Deswegen hat uns dieser Tipp gar nicht gefallen:</td></tr>
<tr><td colspan="5"></td></tr>
<tr><td colspan="3">Dieser Tipp gehört ab sofort in unser Programm!</td><td>Ja! ☐</td><td>Nein. ☐</td></tr>
</table>

39. Deepthroating

Beim sogenannten Deepthroating (deep = tief, throat = Kehle) geht es um den Oralverkehr für den Mann. Der Partner oder die Partnerin versucht, den Penis des Mannes so tief wie nur möglich in den Mund zu nehmen. Hierdurch entsteht ein Gefühl der Enge an der Eichel des Penis', was besonders erregend sein kann. Geht es jedoch langsam und vorsichtig an, denn, wie Ihr Euch bestimmt denken könnt, kann dieses Praktik dazu führen, dass der oder die Deepthroatende sich erbrechen muss.

<table>
<tr><td colspan="5">So gut finden wir das Deepthroating:</td></tr>
<tr><td>Sehr gut! ☐</td><td>Gut! ☐</td><td>Ist ok. ☐</td><td>Geht so. ☐</td><td>Gar nicht gut! ☐</td></tr>
<tr><td colspan="5">Deswegen finden wir diesen Tipp so gut:</td></tr>
<tr><td colspan="5"></td></tr>
<tr><td colspan="5">Deswegen hat uns dieser Tipp gar nicht gefallen:</td></tr>
<tr><td colspan="5"></td></tr>
<tr><td colspan="3">Dieser Tipp gehört ab sofort in unser Programm!</td><td>Ja! ☐</td><td>Nein. ☐</td></tr>
</table>

40. Blind-Sex

Bestimmt kennt Ihr die Blind-Dates, bei welchen ein Date mit einer Person ausgemacht wird, welche noch nie zuvor getroffen wurde. Der Blind-Sex kann etwas wörtlicher genommen werden: Verbindet einem von Euch die Augen und überrascht einander mit Berührungen, Liebkosungen und anderen Dingen im Bett. Wenn Ihr möchtet, könnt Ihr Euch auch gegenseitig die Augen verbinden und somit quasi „Sex in the Dark" haben.

So gut finden wir Blind-Sex:				
Sehr gut! ☐	Gut! ☐	Ist ok. ☐	Geht so. ☐	Gar nicht gut! ☐
Deswegen finden wir diesen Tipp so gut:				
Deswegen hat uns dieser Tipp gar nicht gefallen:				
Dieser Tipp gehört ab sofort in unser Programm!			Ja! ☐	Nein. ☐

41. Footjob-Action

Gib Deinem Partner einen Footjob. Hierbei wird der Penis des Mannes nur mit den Füßen seiner Partnerin oder seines Partners befriedigt – achtet auf genügend Gleitgel, damit die empfindliche Haut des Penis‘ nicht verletzt wird.

<table>
<tr><td colspan="5">So gut finden wir die Footjob-Action:</td></tr>
<tr><td>Sehr gut! ☐</td><td>Gut! ☐</td><td>Ist ok. ☐</td><td>Geht so. ☐</td><td>Gar nicht gut! ☐</td></tr>
<tr><td colspan="5">Deswegen finden wir diesen Tipp so gut:</td></tr>
<tr><td colspan="5"></td></tr>
<tr><td colspan="5">Deswegen hat uns dieser Tipp gar nicht gefallen:</td></tr>
<tr><td colspan="5"></td></tr>
<tr><td colspan="3">Dieser Tipp gehört ab sofort in unser Programm!</td><td>Ja! ☐</td><td>Nein. ☐</td></tr>
</table>

42. Schmerzhafter Sex

Sex sollte niemals wirklich starke Schmerzen auslösen, es sei denn, Ihr mögt so etwas. Probiert es aber doch einmal mit einer abgeschwächten Version aus: Ein leichtes Beißen auf die Lippe beim Küssen, ein Klapps auf das Gesäß oder auch der Einsatz einer Peitsche kann Eurem Sex eine ganz neue Dynamik und neue Lust-Erlebnisse schenken.

So gut finden wir den schmerzhaften Sex:				
Sehr gut! ☐	Gut! ☐	Ist ok. ☐	Geht so. ☐	Gar nicht gut! ☐
Deswegen finden wir diesen Tipp so gut:				
Deswegen hat uns dieser Tipp gar nicht gefallen:				
Dieser Tipp gehört ab sofort in unser Programm!			Ja! ☐	Nein. ☐

43. Doktorspiele

Nehmt die Genitalien des anderen ganz genau unter die Lupe und lernt Euch so noch besser kennen. Wenn Ihr möchtet, könnt Ihr einander in diesem Zuge auch erklären, was besonders erregend für Euch ist beziehungsweise welcher Part Eurer Genitalien sich am leichtesten oder besten stimulieren lässt.

So gut finden wir die Doktorspiele:				
Sehr gut! ☐	Gut! ☐	Ist ok. ☐	Geht so. ☐	Gar nicht gut! ☐
Deswegen finden wir diesen Tipp so gut:				
Deswegen hat uns dieser Tipp gar nicht gefallen:				
Dieser Tipp gehört ab sofort in unser Programm!		Ja! ☐		Nein. ☐

44. Rollenspiel – Polizist und Dieb

Es wird wieder Zeit für ein neues Rollenspiel! Was haltet Ihr dieses Mal von dem Polizisten oder der Polizistin, die einen Dieb auf frischer Tat erwischt und sich auf andere Art und Weise beschwichtigen lässt als mit einem Bußgeld? Passende Outfits und Accessoires tragen hierbei zu einem noch intensiveren Erlebnis bei.

<table>
<tr><td colspan="5">So gut finden wir das Rollenspiel – Polizist und Dieb:</td></tr>
<tr><td>Sehr gut! ☐</td><td>Gut! ☐</td><td>Ist ok. ☐</td><td>Geht so. ☐</td><td>Gar nicht gut! ☐</td></tr>
<tr><td colspan="5">Deswegen finden wir diesen Tipp so gut:</td></tr>
<tr><td colspan="5"></td></tr>
<tr><td colspan="5">Deswegen hat uns dieser Tipp gar nicht gefallen:</td></tr>
<tr><td colspan="5"></td></tr>
<tr><td colspan="3">Dieser Tipp gehört ab sofort in unser Programm!</td><td>Ja! ☐</td><td>Nein. ☐</td></tr>
</table>

45. Der Anal-Plug

Bei einem Anal-Plug handelt es sich um eine Art Mini-Dildo, welche in den After eingeführt wird und durch seine bestimmte Form von alleine dort hält. Testet einen solchen Anal-Plug an ihr oder an ihm und habt anschließend Sex – dieser wird sich mit großer Wahrscheinlichkeit noch intensiver anfühlen als sonst!

So gut finden wir den Anal-Plug:				
Sehr gut! ☐	Gut! ☐	Ist ok. ☐	Geht so. ☐	Gar nicht gut! ☐
Deswegen finden wir diesen Tipp so gut:				
Deswegen hat uns dieser Tipp gar nicht gefallen:				
Dieser Tipp gehört ab sofort in unser Programm!			Ja! ☐	Nein. ☐

46. Analsex

Habt Analsex! Insbesondere, wenn es sich um das erste Mal Analsex für Euch handelt, ist es ratsam, sehr vorsichtig vorzugehen und gegebenenfalls mit einem Anal-Plug oder dem Finger vorzudehnen. Nutzt außerdem reichlich Gleitgel, denn während die Vagina ihr eigenes, natürliches Gleitgel produzieren kann, kann dies der After nicht.

So gut finden wir den Analsex:				
Sehr gut! ☐	Gut! ☐	Ist ok. ☐	Geht so. ☐	Gar nicht gut! ☐
Deswegen finden wir diesen Tipp so gut:				
Deswegen hat uns dieser Tipp gar nicht gefallen:				
Dieser Tipp gehört ab sofort in unser Programm!	Ja! ☐	Nein. ☐		

47. Das zweite erste Mal

Re-kreiert Euer erstes Mal miteinander!

So gut finden wir das zweite erste Mal:									
Sehr gut!	☐	Gut!	☐	Ist ok.	☐	Geht so.	☐	Gar nicht gut!	☐
Deswegen finden wir diesen Tipp so gut:									
Deswegen hat uns dieser Tipp gar nicht gefallen:									
Dieser Tipp gehört ab sofort in unser Programm!						Ja!	☐	Nein.	☐

48. Die Einweihungsparty

In welchem Raum Eures Zuhauses hattet Ihr bisher noch nie Sex? Es ist an der Zeit, endlich alle Räume einzuweihen!

So gut finden wir die Einweihungsparty:				
Sehr gut! ☐	Gut! ☐	Ist ok. ☐	Geht so. ☐	Gar nicht gut! ☐
Deswegen finden wir diesen Tipp so gut:				
Deswegen hat uns dieser Tipp gar nicht gefallen:				
Dieser Tipp gehört ab sofort in unser Programm!		Ja! ☐	Nein. ☐	

49. Der erotische Wecker

Wecke Deinen Partner morgens mit einer sexy Überraschung auf – schöner wach werden geht quasi nicht!

So gut finden wir den erotischen Wecker:				
Sehr gut! ☐	Gut! ☐	Ist ok. ☐	Geht so. ☐	Gar nicht gut! ☐
Deswegen finden wir diesen Tipp so gut:				
Deswegen hat uns dieser Tipp gar nicht gefallen:				
Dieser Tipp gehört ab sofort in unser Programm!	Ja! ☐	Nein. ☐		

50. Sex auf der Motorhaube

Sex im Auto ist ja nichts Neues – wie wäre es also mit Sex auf der Motorhaube? Bei einem SUV gestaltet sich dieses Vorhaben natürlich etwas komplizierter. Aber hey, Ihr werdet schon einen Weg finden!

So gut finden wir den Sex auf der Motorhaube:				
Sehr gut! ☐	Gut! ☐	Ist ok. ☐	Geht so. ☐	Gar nicht gut! ☐
Deswegen finden wir diesen Tipp so gut:				
Deswegen hat uns dieser Tipp gar nicht gefallen:				
Dieser Tipp gehört ab sofort in unser Programm!			Ja! ☐	Nein. ☐

51. Dinner mit Anfassen

Berührt einander beim gemeinsamen Dinner unter dem Tisch. Diesen Vorschlag könnt Ihr natürlich zunächst zuhause ausprobieren. Besonders spannend und erregend wird es aber, wenn Ihr Euch in einem Restaurant Gedanken um Eure Geheimhaltung machen müsst.

So gut finden wir das Dinner mit Anfassen:				
Sehr gut! ☐	Gut! ☐	Ist ok. ☐	Geht so. ☐	Gar nicht gut! ☐
Deswegen finden wir diesen Tipp so gut:				
Deswegen hat uns dieser Tipp gar nicht gefallen:				
Dieser Tipp gehört ab sofort in unser Programm!			Ja! ☐	Nein. ☐

52. Spieglein, Spieglein an der Wand

Positioniert einen großen Spiegel oder mehrere kleine Spiegel so neben Eurem Bett, dass Ihr Euch beim Sex betrachten könnt.

So gut finden wir das Spieglein an der Wand:				
Sehr gut! ☐	Gut! ☐	Ist ok. ☐	Geht so. ☐	Gar nicht gut! ☐
Deswegen finden wir diesen Tipp so gut:				
Deswegen hat uns dieser Tipp gar nicht gefallen:				
Dieser Tipp gehört ab sofort in unser Programm!	Ja! ☐	Nein. ☐		

53. Das erotische Brettspiel

Ersteht ein erotisches Brettspiel – hier gibt es online und in Fachgeschäften eine große Auswahl an unterschiedlichen Spielen – und lasst die Würfel rollen!

So gut finden wir das erotische Brettspiel:				
Sehr gut! ☐	Gut! ☐	Ist ok. ☐	Geht so. ☐	Gar nicht gut! ☐
Deswegen finden wir diesen Tipp so gut:				
Deswegen hat uns dieser Tipp gar nicht gefallen:				
Dieser Tipp gehört ab sofort in unser Programm!			Ja! ☐	Nein. ☐

54. Ein freier Spaziergang

Dreht eine Runde durch den Wald, jedoch ohne Unterwäsche anzuziehen, und macht einander so vollkommen wild!

So gut finden wir den freien Spaziergang:				
Sehr gut! ☐	Gut! ☐	Ist ok. ☐	Geht so. ☐	Gar nicht gut! ☐
Deswegen finden wir diesen Tipp so gut:				
Deswegen hat uns dieser Tipp gar nicht gefallen:				
Dieser Tipp gehört ab sofort in unser Programm!	Ja! ☐	Nein. ☐		

55. Feucht wie das Meer

Werdet im Meer körperlich intim, aber Achtung: So richtig gut funktioniert das nur in warmen Gewässern.

So gut finden wir feucht wie das Meer:						
Sehr gut! ☐	Gut! ☐	Ist ok. ☐	Geht so. ☐	Gar nicht gut! ☐		
Deswegen finden wir diesen Tipp so gut:						
Deswegen hat uns dieser Tipp gar nicht gefallen:						
Dieser Tipp gehört ab sofort in unser Programm!	Ja! ☐	Nein. ☐				

56. Die Sex-Party

Für diesen Tipp braucht es eine bestimmte Menge an Mut und Abenteuerlust: Besucht eine Sex-Party! Bei den sogenannten Sexpositive-Partys geht es ganz schön zur Sache. Ihr könnt aber selbst entscheiden, wie weit Ihr gehen wollt, indem Ihr nur so viele Teile Eurer Kleidung auszieht, wie für Euch okay ist.

So gut finden wir die Sex-Party:				
Sehr gut! ☐	Gut! ☐	Ist ok. ☐	Geht so. ☐	Gar nicht gut! ☐
Deswegen finden wir diesen Tipp so gut:				
Deswegen hat uns dieser Tipp gar nicht gefallen:				
Dieser Tipp gehört ab sofort in unser Programm!			Ja! ☐	Nein. ☐

57. Der Gruppensex

Ihr seid so richtig experimentierfreudig und hättet Interesse daran, eine dritte oder sogar vierte Person in Euer Bett mitzunehmen? Dann probiert es einfach mal aus mit dem Gruppensex (eine geeignete Person hierfür lässt sich auf unterschiedliche Wege finden: in Clubs, im Bekanntenkreis oder auch in Dating-Apps, die sich auf jene Dreiecksbeziehungen sexueller Art spezialisiert haben).

So gut finden wir den Gruppensex:				
Sehr gut! ☐	Gut! ☐	Ist ok. ☐	Geht so. ☐	Gar nicht gut! ☐
Deswegen finden wir diesen Tipp so gut:				
Deswegen hat uns dieser Tipp gar nicht gefallen:				
Dieser Tipp gehört ab sofort in unser Programm!	Ja! ☐	Nein. ☐		

58. Spaß im Kino

Kauft Euch Tickets für einen Kinofilm, im Idealfall für die letzte Reihe des Theaters, und habt leise miteinander Spaß. Achtung: Lasst Euch nicht erwischen und stört eventuell andere anwesende Personen nicht!

So gut finden wir Spaß im Kino:				
Sehr gut! ☐	Gut! ☐	Ist ok. ☐	Geht so. ☐	Gar nicht gut! ☐
Deswegen finden wir diesen Tipp so gut:				
Deswegen hat uns dieser Tipp gar nicht gefallen:				
Dieser Tipp gehört ab sofort in unser Programm!	Ja! ☐	Nein. ☐		

59. Der Dirty-Talk

Zugegeben, dieser Vorschlag ist bestimmt nicht für Jeden etwas, aber versucht, über Euren Schatten zu springen und dirty, also dreckig, miteinander zu sprechen und Euch so besonders stark anzumachen.

So gut finden wir den Dirty-Talk:				
Sehr gut! ☐	Gut! ☐	Ist ok. ☐	Geht so. ☐	Gar nicht gut! ☐
Deswegen finden wir diesen Tipp so gut:				
Deswegen hat uns dieser Tipp gar nicht gefallen:				
Dieser Tipp gehört ab sofort in unser Programm!		Ja! ☐	Nein. ☐	

60. Porno-Heimkino

Macht es Euch gemütlich und schaut Euch gemeinsam einen Porno an. Es gibt übrigens auch extra frauenfreundliche Pornos. Wie wäre es mit einem anschließenden Nachstellen Eures Lieblingsfilmchens?

So gut finden wir das Porno-Heimkino:				
Sehr gut! ☐	Gut! ☐	Ist ok. ☐	Geht so. ☐	Gar nicht gut! ☐
Deswegen finden wir diesen Tipp so gut:				
Deswegen hat uns dieser Tipp gar nicht gefallen:				
Dieser Tipp gehört ab sofort in unser Programm!		Ja! ☐	Nein. ☐	

61. Der Gleitgel-Test

Wusstet Ihr, dass es eine schier endlose Zahl an Gleitgelen gibt? Gleitgel, welches wärmt oder kühlt, mit Geschmack, mit Geruch oder mit einem gewissen Prickeln – kauft Euch also das eine oder andere Gleitgel und bewertet selbst, welches Euch am besten gefällt!

So gut finden wir den Gleitgel-Test:				
Sehr gut! ☐	Gut! ☐	Ist ok. ☐	Geht so. ☐	Gar nicht gut! ☐
Deswegen finden wir diesen Tipp so gut:				
Deswegen hat uns dieser Tipp gar nicht gefallen:				
Dieser Tipp gehört ab sofort in unser Programm!		Ja! ☐	Nein. ☐	

62. Die Eiscreme-Party

Nutzt Eiscreme! Die Sorte ist dabei nicht ausschlaggebend für ein Spiel mit den Temperaturen in Euren erogenen Zonen – es schmeckt nicht nur gut, sondern sieht auch ziemlich sexy aus!

So gut finden wir die Eiscreme-Party:				
Sehr gut! ☐	Gut! ☐	Ist ok. ☐	Geht so. ☐	Gar nicht gut! ☐
Deswegen finden wir diesen Tipp so gut:				
Deswegen hat uns dieser Tipp gar nicht gefallen:				
Dieser Tipp gehört ab sofort in unser Programm!	Ja! ☐	Nein. ☐		

63. Sex in der Dusche

Sex unter der Dusche zu haben, ist nicht immer so einfach, wie es in Filmen dargestellt wird. Wenn Ihr es aber versucht, könntet Ihr positiv überrascht werden. Ihr könnt die Dusche unter anderem auch als Ort für Euer Vorspiel auswählen und es beim Küssen und Anfassen dampfend heiß werden lassen.

So gut finden wir Sex in der Dusche:				
Sehr gut! ☐	Gut! ☐	Ist ok. ☐	Geht so. ☐	Gar nicht gut! ☐
Deswegen finden wir diesen Tipp so gut:				
Deswegen hat uns dieser Tipp gar nicht gefallen:				
Dieser Tipp gehört ab sofort in unser Programm!		Ja! ☐	Nein. ☐	

64. Der ASMR-Sex

ASMR? Was soll das noch einmal bedeuten? Mit dieser Abkürzung gemeint ist der Begriff: „Autonomous Sensory Meridian Response“, welcher die Erfahrung eines angenehmen Gefühls, Geräusches oder die sogenannten „Tingles“ beschreibt. Hört also ganz genau hin und entdeckt, welche Geräusche Euch erregen, oder spielt mit Federn, leichten Berührungen oder auch visuellen Eindrücken.

So gut finden wir den ASMR-Sex:				
Sehr gut! ☐	Gut! ☐	Ist ok. ☐	Geht so. ☐	Gar nicht gut! ☐
Deswegen finden wir diesen Tipp so gut:				
Deswegen hat uns dieser Tipp gar nicht gefallen:				
Dieser Tipp gehört ab sofort in unser Programm!			Ja! ☐	Nein. ☐

65. Sex via Facetime

Der Sex via Facetime, Videocall oder Skype-Anruf kann ein bisschen als die Weiterentwicklung des klassischen Telefonsexes verstanden werden. Ruft also einander an und hört nicht nur die Lust des anderen, sondern seht diese auch. Insbesondere, wenn Ihr ab und zu räumlich voneinander getrennt seid, kann der Sex via Facetime ein guter Punkt zum Ausprobieren sein!

So gut finden wir Sex via Facetime:				
Sehr gut! ☐	Gut! ☐	Ist ok. ☐	Geht so. ☐	Gar nicht gut! ☐
Deswegen finden wir diesen Tipp so gut:				
Deswegen hat uns dieser Tipp gar nicht gefallen:				
Dieser Tipp gehört ab sofort in unser Programm!			Ja! ☐	Nein. ☐

66. Halloweenkostüm-Party im Bett

Ihr habt noch das eine oder andere lustige oder sogar sexy Kostüm von der letzten Halloween-Party im Schrank herumliegen? Dann wird es dringend Zeit, diese auszupacken, anzuziehen und im Anschluss im Bett so richtig auszukosten!

So gut finden wir die Halloweenkostüm-Party im Bett:				
Sehr gut! ☐	Gut! ☐	Ist ok. ☐	Geht so. ☐	Gar nicht gut! ☐
Deswegen finden wir diesen Tipp so gut:				
Deswegen hat uns dieser Tipp gar nicht gefallen:				
Dieser Tipp gehört ab sofort in unser Programm!		Ja! ☐		Nein. ☐

67. Eine sexy Schnitzeljagd

Entwickelt eine kleine sexy Schnitzeljagd in Eurem Zuhause. Versteckt zum Beispiel kleine sexy Hinweise mit Aufgaben, wie: „Küsse den Hals Deines Partners oder Deiner Partnerin“ oder „Eine Minute lang herumknutschen“. Das Ziel Eurer sexy Schnitzeljagd bestimmt Ihr natürlich selbst.

<table>
<tr><td colspan="5">So gut finden wir die sexy Schnitzeljagd:</td></tr>
<tr><td>Sehr gut! ☐</td><td>Gut! ☐</td><td>Ist ok. ☐</td><td>Geht so. ☐</td><td>Gar nicht gut! ☐</td></tr>
<tr><td colspan="5">Deswegen finden wir diesen Tipp so gut:</td></tr>
<tr><td colspan="5"></td></tr>
<tr><td colspan="5">Deswegen hat uns dieser Tipp gar nicht gefallen:</td></tr>
<tr><td colspan="5"></td></tr>
<tr><td colspan="3">Dieser Tipp gehört ab sofort in unser Programm!</td><td>Ja! ☐</td><td>Nein. ☐</td></tr>
</table>

68. Spaß mit Handschellen

Kauft Euch ein Paar Handschellen (hier gibt es speziell gepolsterte Handschellen, die das Verletzungsrisiko minimieren) und probiert diese am Bettpfosten oder an anderen geeigneten Stellen aus – natürlich dürft Ihr auch hier ein kleines Rollenspiel einfließen lassen!

So gut finden wir den Spaß mit Handschellen:				
Sehr gut! ☐	Gut! ☐	Ist ok. ☐	Geht so. ☐	Gar nicht gut! ☐
Deswegen finden wir diesen Tipp so gut:				
Deswegen hat uns dieser Tipp gar nicht gefallen:				
Dieser Tipp gehört ab sofort in unser Programm!			Ja! ☐	Nein. ☐

69. Sixty-Nine

Passend zum Punkt dieser Bucketlist-18+-Vorschläge findet Ihr in diesem Tipp eine besondere Stellung beim Sex, die Sixty-Nine-Stellung. Wenn Ihr Euch die Zahl genauer betrachtet, könnt Ihr vielleicht bereits erahnen, wie die Stellung ausgeübt wird: Die Frau setzt sich rittlings auf den Mann und befriedigt ihn oral, während Ihre Genitalien über seinem Gesicht platziert sind, ihre Knie werden dabei rechts und links von seinem Kopf positioniert, und er sie ebenso gleichzeitig oral befriedigt.

So gut finden wir Sixty-Nine:				
Sehr gut! ☐	Gut! ☐	Ist ok. ☐	Geht so. ☐	Gar nicht gut! ☐
Deswegen finden wir diesen Tipp so gut:				
Deswegen hat uns dieser Tipp gar nicht gefallen:				
Dieser Tipp gehört ab sofort in unser Programm!		Ja! ☐	Nein. ☐	

70. Choking

Beim sogenannten Choking handelt es sich um leichtes bis stärkeres Würgen während der körperlichen Intimität. Probiert diese Technik ausschließlich dann aus, wenn Ihr beide bereit dafür seid, und setzt Euch für den Notfall ein sogenanntes Safe-Word fest. Das bedeutet, dass, wenn dieses bestimmte Wort fällt, welches Ihr gemeinsam zuvor bestimmt habt, sofort mit dem Choking oder anderen gefährlicheren Tätigkeiten im Bett aufgehört wird.

<table>
<tr><td colspan="5">So gut finden wir das Choking:</td></tr>
<tr><td>Sehr gut! ☐</td><td>Gut! ☐</td><td>Ist ok. ☐</td><td>Geht so. ☐</td><td>Gar nicht gut! ☐</td></tr>
<tr><td colspan="5">Deswegen finden wir diesen Tipp so gut:</td></tr>
<tr><td colspan="5"></td></tr>
<tr><td colspan="5">Deswegen hat uns dieser Tipp gar nicht gefallen:</td></tr>
<tr><td colspan="5"></td></tr>
<tr><td colspan="3">Dieser Tipp gehört ab sofort in unser Programm!</td><td>Ja! ☐</td><td>Nein. ☐</td></tr>
</table>

71. Der Oralsex-Höhepunkt

Versucht, einander ausschließlich durch die orale Befriedigung zum Höhepunkt zu bringen. Wer mag, darf natürlich zusätzliche Spielzeuge mit einbeziehen.

So gut finden wir den Oralsex-Höhepunkt:				
Sehr gut! ☐	Gut! ☐	Ist ok. ☐	Geht so. ☐	Gar nicht gut! ☐
Deswegen finden wir diesen Tipp so gut:				
Deswegen hat uns dieser Tipp gar nicht gefallen:				
Dieser Tipp gehört ab sofort in unser Programm!			Ja! ☐	Nein. ☐

72. Birthday-Sex

Habt Sex an dem Geburtstag von einem (oder beiden) von Euch! Wer mag, kann den Raum als Überraschung sogar in seinem sogenannten Birthday-Suit, also nackt, betreten!

<table>
<tr><td colspan="5">So gut finden wir den Birthday-Sex:</td></tr>
<tr><td>Sehr gut! ☐</td><td>Gut! ☐</td><td>Ist ok. ☐</td><td>Geht so. ☐</td><td>Gar nicht gut! ☐</td></tr>
<tr><td colspan="5">Deswegen finden wir diesen Tipp so gut:</td></tr>
<tr><td colspan="5"></td></tr>
<tr><td colspan="5">Deswegen hat uns dieser Tipp gar nicht gefallen:</td></tr>
<tr><td colspan="5"></td></tr>
<tr><td colspan="3">Dieser Tipp gehört ab sofort in unser Programm!</td><td>Ja! ☐</td><td>Nein. ☐</td></tr>
</table>

73. Habt Sex in so vielen Ländern, wie möglich

Wenn Ihr viel reist, kann es Spaß machen, eine Sex-Reise-Bucketlist zu erstellen und abzuhaken, in welchen Orten, Ländern oder auf welchen Kontinenten Ihr bereits Sex hattet!

So gut finden wir die Sex-Reise-Bucketlist:				
Sehr gut! ☐	Gut! ☐	Ist ok. ☐	Geht so. ☐	Gar nicht gut! ☐
Deswegen finden wir diesen Tipp so gut:				
Deswegen hat uns dieser Tipp gar nicht gefallen:				
Dieser Tipp gehört ab sofort in unser Programm!			Ja! ☐	Nein. ☐

74. Das Budenbauen

Habt Ihr als Kinder manchmal Buden gebaut? Decken, Kissen, eine Lichterkette und gemütliche Musik – macht es Euch so richtig kuschelig in Eurem Wohnzimmer oder in einem Raum Eures Zuhauses, der genügend Möglichkeiten für eine Eins-A-Bude bereitstellt und werdet so richtig kuschelig!

So gut finden wir das Budenbauen:				
Sehr gut! ☐	Gut! ☐	Ist ok. ☐	Geht so. ☐	Gar nicht gut! ☐
Deswegen finden wir diesen Tipp so gut:				
Deswegen hat uns dieser Tipp gar nicht gefallen:				
Dieser Tipp gehört ab sofort in unser Programm!			Ja! ☐	Nein. ☐

75. Sex am Feuer

Habt Ihr einen Kamin bei Euch zuhause? Dann wird es Zeit, diesen in einer kalten Jahreszeit anzuheizen, Decken und Kissen auszubreiten und diese Stimmung bei der körperlichen Intimität so richtig zu genießen. Wer keinen Kamin besitzt, kann einen virtuellen Kamin im Fernseher laufen lassen und auch so diese besondere Stimmung genießen.

So gut finden wir den Sex am Feuer:				
Sehr gut! ☐	Gut! ☐	Ist ok. ☐	Geht so. ☐	Gar nicht gut! ☐
Deswegen finden wir diesen Tipp so gut:				
Deswegen hat uns dieser Tipp gar nicht gefallen:				
Dieser Tipp gehört ab sofort in unser Programm!			Ja! ☐	Nein. ☐

76. Sex auf der Waschmaschine

Die Wäsche läuft bereits und die Waschmaschine rumpelt langsam vor sich hin? Dann wird es Zeit, dieses Gerät einmal so richtig auszunutzen. Dabei sitzt sie auf der Waschmaschine, während er vor ihr steht – die zusätzlichen Vibrationen werden Euch bestimmt eine Menge Spaß machen!

So gut finden wir den Sex auf der Waschmaschine:				
Sehr gut! ☐	Gut! ☐	Ist ok. ☐	Geht so. ☐	Gar nicht gut! ☐
Deswegen finden wir diesen Tipp so gut:				
Deswegen hat uns dieser Tipp gar nicht gefallen:				
Dieser Tipp gehört ab sofort in unser Programm!	Ja! ☐	Nein. ☐		

77. Private Show

Setzt Euren Partner oder Eure Partnerin auf einen Stuhl, schmeißt sexy Musik an und gebt einander einen Lapdance oder stripped voreinander – ein besonders heißes Vorspiel!

So gut finden wir die private Show:				
Sehr gut! ☐	Gut! ☐	Ist ok. ☐	Geht so. ☐	Gar nicht gut! ☐
Deswegen finden wir diesen Tipp so gut:				
Deswegen hat uns dieser Tipp gar nicht gefallen:				
Dieser Tipp gehört ab sofort in unser Programm!		Ja! ☐		Nein. ☐

78. Re-kreiert Eure liebste Film-Sexszene

Wir alle haben in Hollywood-Filmen bestimmt schon die eine oder andere Sexszene gesehen, die uns besonders angesprochen hat, selbst wenn es sich bei dem Film um Twilight handeln sollte. Was ist Eure liebste Sexszene? Schaut sie Euch erneut an und stellt sie anschließend nach!

So gut finden wir das Re-Kreieren der liebsten Film-Sexszene:				
Sehr gut! ☐	Gut! ☐	Ist ok. ☐	Geht so. ☐	Gar nicht gut! ☐
Deswegen finden wir diesen Tipp so gut:				
Deswegen hat uns dieser Tipp gar nicht gefallen:				
Dieser Tipp gehört ab sofort in unser Programm!		Ja! ☐		Nein. ☐

79. Netflix and Chill

Bei diesem Vorschlag für Eure Bucketlist 18+ handelt es sich um einen wahren Klassiker! Schaltet Netflix an, macht es Euch gemütlich und nach und nach geht es von einem ins andere über. Viel Spaß!

So gut finden wir Netflix and Chill:				
Sehr gut! ☐	Gut! ☐	Ist ok. ☐	Geht so. ☐	Gar nicht gut! ☐
Deswegen finden wir diesen Tipp so gut:				
Deswegen hat uns dieser Tipp gar nicht gefallen:				
Dieser Tipp gehört ab sofort in unser Programm!			Ja! ☐	Nein. ☐

80. Sex in voller Montur

Die Kleidung muss durch die Gegend fliegen, damit wir uns so richtig sexy fühlen? Wie wäre es stattdessen einmal mit Sex in voller Bekleidung? Entledigt Euch so wenig Kleidung wie möglich und merkt, wie sexy auch das sein kann!

So gut finden wir den Sex in voller Montur:				
Sehr gut! ☐	Gut! ☐	Ist ok. ☐	Geht so. ☐	Gar nicht gut! ☐
Deswegen finden wir diesen Tipp so gut:				
Deswegen hat uns dieser Tipp gar nicht gefallen:				
Dieser Tipp gehört ab sofort in unser Programm!		Ja! ☐	Nein. ☐	

81. Der Quickie

Bei einem Quickie handelt es sich um besonders schnellen Sex, quasi um Sex zwischen Tür und Angel. Er muss gleich zur Arbeit und ist nur noch für fünf bis zehn Minuten zuhause? Challenge accepted!

So gut finden wir den Quickie:				
Sehr gut! ☐	Gut! ☐	Ist ok. ☐	Geht so. ☐	Gar nicht gut! ☐
Deswegen finden wir diesen Tipp so gut:				
Deswegen hat uns dieser Tipp gar nicht gefallen:				
Dieser Tipp gehört ab sofort in unser Programm!	Ja! ☐	Nein. ☐		

82. Sex zum Beat der Musik

Wenn Ihr schon eine Sex-Playlist habt, lässt sich dieser Vorschlag sehr gut umsetzen. Ansonsten: Sucht Euch ein paar sexy Songs heraus und stimmt Eure Bewegungen im Bett auf den Takt der Musik ab.

So gut finden wir den Sex zum Beat der Musik:				
Sehr gut! ☐	Gut! ☐	Ist ok. ☐	Geht so. ☐	Gar nicht gut! ☐
Deswegen finden wir diesen Tipp so gut:				
Deswegen hat uns dieser Tipp gar nicht gefallen:				
Dieser Tipp gehört ab sofort in unser Programm!			Ja! ☐	Nein. ☐

83. Versöhnungssex

Ihr hattet Euch so richtig in den Haaren, seid inzwischen aber wieder miteinander im Reinen? Dann probiert es doch mal mit dem Versöhnungssex aus! Hier kommen so viele unterschiedliche Emotionen ins Spiel, die die körperliche Intimität ganz besonders machen können.

<table>
<tr><td colspan="5">So gut finden wir den Versöhnungssex:</td></tr>
<tr><td>Sehr gut! ☐</td><td>Gut! ☐</td><td>Ist ok. ☐</td><td>Geht so. ☐</td><td>Gar nicht gut! ☐</td></tr>
<tr><td colspan="5">Deswegen finden wir diesen Tipp so gut:</td></tr>
<tr><td colspan="5"></td></tr>
<tr><td colspan="5">Deswegen hat uns dieser Tipp gar nicht gefallen:</td></tr>
<tr><td colspan="5"></td></tr>
<tr><td colspan="3">Dieser Tipp gehört ab sofort in unser Programm!</td><td>Ja! ☐</td><td>Nein. ☐</td></tr>
</table>

84. Paar-Vibratoren

Es gibt Vibratoren, die sich von beiden Teilen eines Paars gleichzeitig nutzen lassen. Kauft Euch einen solchen Vibrator und lasst es gemeinsam kribbeln!

So gut finden wir die Paar-Vibratoren:				
Sehr gut! ☐	Gut! ☐	Ist ok. ☐	Geht so. ☐	Gar nicht gut! ☐
Deswegen finden wir diesen Tipp so gut:				
Deswegen hat uns dieser Tipp gar nicht gefallen:				
Dieser Tipp gehört ab sofort in unser Programm!	Ja! ☐	Nein. ☐		

85. Schreibt einander einen sexy Brief

Wie haben unsere Eltern miteinander kommuniziert, als es noch keine Smartphones gab? Sie haben sich Briefe geschrieben, vielleicht sogar sexy Briefe. Auch, wenn wir nicht unbedingt über das Sex-Leben unserer Eltern nachdenken möchten, ist auch ein solcher sexy Brief ein guter Vorschlag für Eure Bucketlist – das eigene Niederschreiben von Wünschen und Verlangen ist besonders persönlich und nimmt mehr Zeit in Anspruch, als es das Texten oder E-Mail-Schreiben tun würde. Darüber hinaus lassen sich Briefe nicht so einfach löschen, wie es bei der letzten SMS der Fall ist.

So gut finden wir den sexy Brief:				
Sehr gut! ☐	Gut! ☐	Ist ok. ☐	Geht so. ☐	Gar nicht gut! ☐
Deswegen finden wir diesen Tipp so gut:				
Deswegen hat uns dieser Tipp gar nicht gefallen:				
Dieser Tipp gehört ab sofort in unser Programm!		Ja! ☐	Nein. ☐	

86. Der Knutschfleck

Verpasst einander einen (oder auch mehrere) Knutschflecke! Das kann an einer Körperstelle geschehen, die nicht sichtbar ist, oder natürlich auch offensichtlich am Hals stattfinden.

So gut finden wir den Knutschfleck:				
Sehr gut! ☐	Gut! ☐	Ist ok. ☐	Geht so. ☐	Gar nicht gut! ☐
Deswegen finden wir diesen Tipp so gut:				
Deswegen hat uns dieser Tipp gar nicht gefallen:				
Dieser Tipp gehört ab sofort in unser Programm!			Ja! ☐	Nein. ☐

87. Trockenübungen

Zurück geht's in die Schulzeit, in welcher das Petting oder auch das Dry-Humping, also das Aneinander-Reiben in Kleidung, eine große Rolle gespielt haben. Das hatte auch seinen Grund, denn es fühlt sich gar nicht mal so schlecht an!

So gut finden wir die Trockenübungen:				
Sehr gut! ▢	Gut! ▢	Ist ok. ▢	Geht so. ▢	Gar nicht gut! ▢
Deswegen finden wir diesen Tipp so gut:				
Deswegen hat uns dieser Tipp gar nicht gefallen:				
Dieser Tipp gehört ab sofort in unser Programm!	Ja! ▢	Nein. ▢		

88. Habt Post-Workout-Sex

Ihr kommt so richtig verschwitzt vom gemeinsamen Jogging zurück? Dann habt Post-Workout-Sex, also Sex nach Eurem Training oder Workout – verschwitzt seid Ihr ja ohnehin schon.

So gut finden wir den Post-Workout-Sex:				
Sehr gut! ☐	Gut! ☐	Ist ok. ☐	Geht so. ☐	Gar nicht gut! ☐
Deswegen finden wir diesen Tipp so gut:				
Deswegen hat uns dieser Tipp gar nicht gefallen:				
Dieser Tipp gehört ab sofort in unser Programm!			Ja! ☐	Nein. ☐

89. Probiert Nippel-Klemmen aus

Mögt Ihr die Stimulation der Nippel bei ihr wie auch bei ihm während der körperlichen Intimität? Dann probiert doch einfach einmal die Nippel-Klemmen aus!

So gut finden wir die Nippel-Klemmen:				
Sehr gut! ☐	Gut! ☐	Ist ok. ☐	Geht so. ☐	Gar nicht gut! ☐
Deswegen finden wir diesen Tipp so gut:				
Deswegen hat uns dieser Tipp gar nicht gefallen:				
Dieser Tipp gehört ab sofort in unser Programm!			Ja! ☐	Nein. ☐

90. Dreht Euer eigenes Video

Ihr fühlt Euch heute so richtig sexy? Dann dreht ein eigenes Erwachsenen-Video! Achtet jedoch darauf, dass dieses Video sicher bei Euch bleibt und nicht an die Öffentlichkeit gelangt!

So gut finden wir den eigenen Videodreh:				
Sehr gut! ☐	Gut! ☐	Ist ok. ☐	Geht so. ☐	Gar nicht gut! ☐
Deswegen finden wir diesen Tipp so gut:				
Deswegen hat uns dieser Tipp gar nicht gefallen:				
Dieser Tipp gehört ab sofort in unser Programm!	Ja! ☐	Nein. ☐		

91. Das gemeinsame Bad

Nehmt gemeinsam ein Bad, vorausgesetzt natürlich, Ihr besitzt eine Badewanne, in der Ihr beide Platz findet. Ein wasserfester Vibrator oder andere Hilfsmittel können Euch diese Zeit noch mehr versüßen!

<table>
<tr><td colspan="5">So gut finden wir das gemeinsame Bad:</td></tr>
<tr><td>Sehr gut! ☐</td><td>Gut! ☐</td><td>Ist ok. ☐</td><td>Geht so. ☐</td><td>Gar nicht gut! ☐</td></tr>
<tr><td colspan="5">Deswegen finden wir diesen Tipp so gut:</td></tr>
<tr><td colspan="5"></td></tr>
<tr><td colspan="5">Deswegen hat uns dieser Tipp gar nicht gefallen:</td></tr>
<tr><td colspan="5"></td></tr>
<tr><td colspan="3">Dieser Tipp gehört ab sofort in unser Programm!</td><td>Ja! ☐</td><td>Nein. ☐</td></tr>
</table>

92. Sex bei voller Beleuchtung

Vielleicht müsst Ihr hierfür über Euren Schatten springen, aber habt Sex, während das Licht an ist. Betrachtet einander mit Euren Ecken und Kanten – hier müsst Ihr Euch voreinander überhaupt nicht schämen!

So gut finden wir den Sex bei voller Beleuchtung:				
Sehr gut! ☐	Gut! ☐	Ist ok. ☐	Geht so. ☐	Gar nicht gut! ☐
Deswegen finden wir diesen Tipp so gut:				
Deswegen hat uns dieser Tipp gar nicht gefallen:				
Dieser Tipp gehört ab sofort in unser Programm!	Ja! ☐	Nein. ☐		

93. Das Haare-Ziehen

Ihr mögt es gerne ein bisschen grober? Dann zieht einander während der körperlichen Intimität an den Haaren oder beißt Euch spielerisch auf die Lippe oder in die Nippel.

So gut finden wir das Haare-Ziehen:				
Sehr gut! ☐	Gut! ☐	Ist ok. ☐	Geht so. ☐	Gar nicht gut! ☐
Deswegen finden wir diesen Tipp so gut:				
Deswegen hat uns dieser Tipp gar nicht gefallen:				
Dieser Tipp gehört ab sofort in unser Programm!	Ja! ☐	Nein. ☐		

94. Sex im Zelt

Es ist Zeit für einen Camping-Trip! Packt Zelt, Schlafsack und Isomatte ein und macht es Euch nachts, mitten im Wald, so richtig gemütlich, während das Lagerfeuer leise vor sich hin knistert.

So gut finden wir den Sex im Zelt:				
Sehr gut! ☐	Gut! ☐	Ist ok. ☐	Geht so. ☐	Gar nicht gut! ☐
Deswegen finden wir diesen Tipp so gut:				
Deswegen hat uns dieser Tipp gar nicht gefallen:				
Dieser Tipp gehört ab sofort in unser Programm!			Ja! ☐	Nein. ☐

95. Blümchen-Sex

Als Blümchen-Sex wird die körperliche Intimität bezeichnet, die relativ unschuldig und frei von Dirty-Talk, härteren Sexpraktiken oder Ähnlichem ist. Besinnt Euch auf das Wesentliche und habt ganz entspannten Blümchen-Sex.

So gut finden wir den Blümchen-Sex:				
Sehr gut! ☐	Gut! ☐	Ist ok. ☐	Geht so. ☐	Gar nicht gut! ☐
Deswegen finden wir diesen Tipp so gut:				
Deswegen hat uns dieser Tipp gar nicht gefallen:				
Dieser Tipp gehört ab sofort in unser Programm!		Ja! ☐		Nein. ☐

96. Der Augenkontakt

Versucht, Euch während der körperlichen Intimität so viel wie nur möglich in die Augen zu schauen.

<table>
<tr><td colspan="5">So gut finden wir den Augenkontakt:</td></tr>
<tr><td>Sehr gut! ☐</td><td>Gut! ☐</td><td>Ist ok. ☐</td><td>Geht so. ☐</td><td>Gar nicht gut! ☐</td></tr>
<tr><td colspan="5">Deswegen finden wir diesen Tipp so gut:</td></tr>
<tr><td colspan="5"></td></tr>
<tr><td colspan="5">Deswegen hat uns dieser Tipp gar nicht gefallen:</td></tr>
<tr><td colspan="5"></td></tr>
<tr><td colspan="3">Dieser Tipp gehört ab sofort in unser Programm!</td><td>Ja! ☐</td><td>Nein. ☐</td></tr>
</table>

97. Der bestimmte Sex

Wählt einen von Euch aus, der während der körperlichen Intimität das Sagen hat und ausnahmslos bestimmen darf, was gemacht wird. Natürlich solltet Ihr Euch hierbei abwechseln.

So gut finden wir den bestimmten Sex:				
Sehr gut! ☐	Gut! ☐	Ist ok. ☐	Geht so. ☐	Gar nicht gut! ☐
Deswegen finden wir diesen Tipp so gut:				
Deswegen hat uns dieser Tipp gar nicht gefallen:				
Dieser Tipp gehört ab sofort in unser Programm!	Ja! ☐	Nein. ☐		

98. Sex ohne Happy-End

Bei der sogenannten Magnetation handelt es sich um eine Art Tantra beim Sex. Ziel und Zweck der Sache ist es, Sex zu haben, ohne die Intention zu haben, einen Orgasmus zu bekommen. Das soll die Strömung der sexuellen Energie zwischen Euch intensivieren und bietet eine interessante Abwechslung.

So gut finden wir den Sex ohne Happy End:				
Sehr gut! ☐	Gut! ☐	Ist ok. ☐	Geht so. ☐	Gar nicht gut! ☐
Deswegen finden wir diesen Tipp so gut:				
Deswegen hat uns dieser Tipp gar nicht gefallen:				
Dieser Tipp gehört ab sofort in unser Programm!	Ja! ☐	Nein. ☐		

99. Der Zeugungssex

Sex zu haben, mit der Intention, ein Kind zu zeugen, ist ein ganz besonderes „erstes Mal"! Probiert diesen Punkt jedoch ausschließlich dann aus, wenn Ihr wirklich einen Kinderwunsch habt und eine Familie planen möchtet!

<table>
<tr><td colspan="5">So gut finden wir den Zeugungssex:</td></tr>
<tr><td>Sehr gut! ☐</td><td>Gut! ☐</td><td>Ist ok. ☐</td><td>Geht so. ☐</td><td>Gar nicht gut! ☐</td></tr>
<tr><td colspan="5">Deswegen finden wir diesen Tipp so gut:</td></tr>
<tr><td colspan="5"></td></tr>
<tr><td colspan="5">Deswegen hat uns dieser Tipp gar nicht gefallen:</td></tr>
<tr><td colspan="5"></td></tr>
<tr><td colspan="3">Dieser Tipp gehört ab sofort in unser Programm!</td><td>Ja! ☐</td><td>Nein. ☐</td></tr>
</table>

100. Der Cockring

Bei einem Cockring, oder auch Penisring, handelt es sich um einen Ring aus Gummi, der sich eng um den Penis legen lässt und so für eine besonders harte Erektion sorgt und bei beiden eine Menge mehr Spaß generieren kann. Probiert es doch einfach einmal aus!

<table>
<tr><td colspan="5">So gut finden wir den Cockring:</td></tr>
<tr><td>Sehr gut! ☐</td><td>Gut! ☐</td><td>Ist ok. ☐</td><td>Geht so. ☐</td><td>Gar nicht gut! ☐</td></tr>
<tr><td colspan="5">Deswegen finden wir diesen Tipp so gut:</td></tr>
<tr><td colspan="5"></td></tr>
<tr><td colspan="5">Deswegen hat uns dieser Tipp gar nicht gefallen:</td></tr>
<tr><td colspan="5"></td></tr>
<tr><td colspan="3">Dieser Tipp gehört ab sofort in unser Programm!</td><td>Ja! ☐</td><td>Nein. ☐</td></tr>
</table>

Wichtiger Hinweis für Eure Bucketlist

Eine Bucketlist 18+ ist eine super Sache und wird Euch mit großer Sicherheit zu einer noch stärkeren Intimität und innigeren Verbundenheit in Eurer Beziehung verhelfen. Es gibt jedoch die eine oder andere Sache, die Ihr beachten solltet.

Es ist enorm wichtig, die Grenzen des anderen zu beachten. Lebt Euch aus, aber nur solange Ihr Euch beide wohlfühlt. Dieses Thema wurde schon häufiger angesprochen, aber nichtsdestotrotz muss es erneut erwähnt werden. Wer sich zur körperlichen Intimität zwingen muss, wer sich dabei unwohl fühlt oder währenddessen bereut, etwas eingegangen zu sein, was er oder sie lieber nicht hätte eingehen sollen, der oder die wird auch in Zukunft vor neuen Herausforderungen oder Ideen zurückscheuen. Geht es also lieber langsam an und baut Eure Intimität sicher und gemeinschaftlich aus. Achtet aufeinander und gebt einander reichlich Freiräume, denn nur so können wir aus unserer Routine ausbrechen und abenteuerliche Dinge und neue sexuelle Offenbarungen erleben.

Ein weiterer Punkt ist auch die Legalität Eurer Sexualität. In Eurem Zuhause dürft Ihr tun und lassen, was Ihr möchtet. Sobald es jedoch in die Öffentlichkeit geht, solltet Ihr definitiv vorsichtiger sein. Sex im Wald oder in Eurem eigenen Garten, wo Ihr kaum entdeckt werden könnt, ist dabei absolut in Ordnung. Sex auf dem Seitenstreifen der Autobahn oder in der Rutsche auf dem McDonalds-Spielplatz, in welcher kleine Kinder Euch überraschen könnten, ist definitiv keine sinnvolle und ungefährliche Idee. Auch, wenn mit der Zeit die Hemmschwellen sinken sollten und Ihr Euch auch in der Öffentlichkeit immer wohler fühlt, ist es wichtig, sicher zu bleiben und fremde, außenstehende Menschen nicht mit Eurer körperlichen Liebe zu stören. Ihr wollt Eure Intimität ausleben. Das sollte jedoch niemals bedeuten, dass ein Bußgeld oder sogar eine Freiheitsstrafe die Folge dessen sein sollte. Bleibt also sicher und gestaltet Eure körperliche Liebe innerhalb des legalen Rahmens – auch ohne diesen ganz starken Nervenkitzel bietet Euch die Bucketlist 18+ viele aufregende, spannende und herausfordernde Ideen, für welche Ihr Euch nicht strafbar machen müsst.

Schlusswort

Wenn Ihr an diesem Kapitel des Buches angelangt seid, dann könnt Ihr Euch als wahre Sex-Experten bezeichnen. Ihr habt eine Menge über Euch selbst, über Euch als Paar und auch über Eure körperliche Intimität herausgefunden und seid nun bereit, Euren Sex auf das nächste Level (und viele weitere Level danach) anzuheben. Belebt nicht nur Euer Sexleben, sondern gleichzeitig auch Eure Partnerschaft: Sex macht Eure Beziehung zwar nicht als einziges Element aus, ist aber ein besonders wichtiger Teil in einer Liebesbeziehung mit Zukunft, wie Ihr bereits lernen durftet. Habt Ihr, während Ihr dieses Buch gelesen habt, bereits eine eigene Bucketlist 18+ entworfen und mit einigen der 100 Vorschläge für Eure Bucketlist befüllt? Dann legt los, habt Spaß und genießt die körperliche Intimität miteinander. Langeweile und fehlende Inspiration sind in Eurer Beziehung inzwischen nun wirklich fehl am Platz und mit Sicherheit fallen Euch noch viele weitere Ideen ein, die es auszuprobieren gilt und die besonders gut auf Euch als Paar zugeschnitten sind. Viel Spaß beim Abarbeiten Eurer gemeinsamen Bucketlist 18+ und dem ganz genauen Kennenlernen voneinander!

Dieses Buch eignet sich übrigens auch hervorragend als Geschenk für Paare, die Ihr vielleicht kennt. Dabei muss es sich nicht um Paare handeln, die in einer Krise stecken oder ihr Sexleben dringend neu beleben müssten. Vorbeugung ist nämlich in jeder Partnerschaft sinnvoll, denn wer von Anfang an von einem guten Sexleben sprechen kann, muss sich auch in Zukunft keine Sorgen um eben diese Dinge machen. Wenn Euch dieses Buch also gefallen hat und Euch dabei helfen konnte, Euer Liebesleben auf Wolke Sieben anzuheben, dann macht auch befreundeten oder bekannten Paaren von Euch eine Freude und erzählt von der Bucketlist 18+! Danke, dass Ihr diesem Buch die Chance gegeben habt, einen Wandel in Eurem Liebesleben einzuläuten und Euch zu einer noch stärkeren und liebevolleren Partnerschaft zu verhelfen!

Sex-Stellungs-Glossar – 100 Sex-Stellungen

Dieses Kapitel soll Euch eine Übersicht über die vielen verschiedenen Sex-Stellungen bieten, die es auszuprobieren gilt. Alle Stellungen sind von dem berühmten indischen Kamasutra, den sogenannten „Versen des Verlangens", abgeleitet. Hier findet Ihr eine Vielzahl an unterschiedlichen Stellungen, die klassischen, die Ihr vielleicht schon kennt, aber auch sehr intime Positionen und Sex-Stellungen, die sich eher für Fortgeschrittene oder Profis in Sachen Sex-Stellungen anbieten. Ein kleiner Disclaimer: Geht es immer vorsichtig und verantwortungsbewusst an und achtet auf Eure Gesundheit. Niemand möchte sich bei der schönsten Sache der Welt verletzen oder unangenehme Erlebnisse wahrnehmen. Probieren geht natürlich vor Studieren und Ihr werdet hoffentlich eine Menge Spaß haben, aber passt dabei auf Euch beide auf!

In diesem Glossar wird, der Einfachheit wegen, überwiegend vom Sex zwischen dem Mann und der Frau gesprochen. Das bedeutet jedoch nicht, dass diese Praktiken gegebenenfalls nicht von zwei Männern oder auch zwei Frauen ausgeführt werden können. Lest Euch das Glossar durch und werdet einfach kreativ!

1-10

Die 8er Nummer: Bei dieser Stellung liegt sie mit leicht angewinkelten Beinen auf dem Rücken und er liegt über ihr und stützt sich rechts du links von ihr mit den Armen ab. Ein Kissen unter ihrem Gesäß kann die Stellung dabei erleichtern und intensivieren.

A

Der Affe: Der Mann liegt auf dem Rücken und zieht seine Knie in Richtung seiner Körpermitte. Die Frau setzt sich, mit dem Rücken zu ihm gewandt, auf ihn und lehnt sich gegen seine Füße.

Die Amazone: Für diese Stellung benötigt Ihr einen relativ stabilen Stuhl oder Hocker. Er setzt sich auf diesen Hocker und sie setzt sich im Anschluss, ihm zugerichtet, auf seinen Schoß und lässt die Beine hinter dem Hocker oder dem Stuhl baumeln. Diese Stellung sorgt für besonders innige Intimität.

Die Anbetung: Sie positioniert sich im Vierfüßler-Stand auf dem Bett und stützt sich auf den Unterarmen ab. Er kniet hinter ihr und umfasst ihre Körpermitte mit seinen Armen.

Der Aufstieg zur Lust: Er steht, mit dem Rücken zum Bett gewandt, auf dem Boden. Sie stellt sich vor ihn, lässt sich vorsichtig hochheben und stützt sich mit den Füßen auf der Bettkante hinter ihm. Ihre Arme suchen dabei Halt an seinen Schultern.

B

Der Balance-Akt: Der Mann liegt bei dieser Stellung auf dem Rücken und winkelt seine Beine an. Die Frau setzt sich auf ihn und wird von ihm an der Taille festgehalten.

Der Beinstrecker: Bei dieser Stellung liegt die Frau auf dem Rücken und der Mann kniet vor ihr. Ein Bein der Frau wird nun über die Schulter des Mannes gehoben, während das andere Bein zwischen die Beine des Mannes geschoben wird. Diese Stellung ist insbesondere für die Frau sehr entspannend und sinnlich.

Der Beinstrecker – extrem: Frau und Mann stehen sich gegenüber. Nun hebt er ihr rechtes oder linkes Bein über seine Schulter, während sie sich an seinen Schultern festhält. Diese Stellung ist etwas für besonders gelenkige und erfahrene Partner.

Die Bootsfahrt: Er legt sich entspannt auf den Rücken, während sie sich über ihn hockt und beide Beine auf die rechte oder linke Seite von ihm abstellt.

Die Brücke: Diese Stellung sollte zunächst nur von Profis ausgeführt werden, sie spornt Euch aber bestimmt zu Höchstleistungen an! Er legt sich auf den Rücken und arbeitet sich von da aus in eine Brücke hoch (alternativ können Profis sich natürlich auch aus dem Stand in die Brücke begeben). Sie stellt sich nun über ihn, beziehungsweise auf ihn und hat die volle Kontrolle.

C

Der Clip: Der Mann legt sich bei dieser Stellung flach auf den Rücken und schließt seine Beine. Sie setzt sich nun, ihm zugewandt, auf ihn und beugt ihren Oberkörper so weit nach hinten, dass sie sich mit den Händen neben seinen Beinen abstützen kann.

Der Close-Up: Beide Partner liegen in Löffelchen-Stellung auf der Seite. Sie umklammert seine Beine nun von rechts und links mit ihren Beinen, sodass er in sie eindringen kann.

D

Der Doppeldecker: Er legt sich flach auf den Rücken und sie legt sich, mit dem Rücken zu ihm gewandt, auf ihn und stützt sich rechts und links von ihm mit den Ellenbogen ab. Ihre Beine sind dabei angewinkelt und sie stellt die Füße vorsichtig auf oder unter seinen Knien ab.

Das glühende Dreieck: Diese Stellung hat die bekannte Missionarsstellung als Ausgangs-Position. Jetzt kommt jedoch der Twist: Sie winkelt die Beine an und stützt sich mit den Füßen auf Höhe seiner Knie ab, sodass sie ihr Gesäß leicht anheben kann.

E

Der Engel: Bei dieser Stellung liegen beide Partner in Löffelchen-Stellung, wobei die Frau vor dem Mann liegt. Hierbei handelt es sich um eine besonders innige Stellung.

F

Face to Face: Beide Partner liegen auf der Seite. Sie zieht nun ihre Knie an und umklammert ihn mit ihren Beinen.

Der Faulenzer: Er streckt sich auf dem Bett aus, sodass sein Gesäß sich an der Bettkante befindet und stellt die Füße auf den Boden. Sie hockt sich nun über ihn und stellt ihre Füße auf dem Bett, rechts und links von ihm, ab.

Die Faulenzerin: Diese Stellung ist etwas für Faule oder auch müde Paare, denn beide Beteiligten können hier entspannt und spielerisch zum Höhepunkt, ohne sich dabei jedoch verausgaben zu müssen. Sie liegt hierbei auf dem Rücken und er kniet vor ihr. Nun legt sie ihre Beine rechts und links über seine Beine und er schiebt mithilfe seiner Beine ihr Gesäß in die Höhe. Dabei kann der Mann sich hinter seinem Rücken mit den Armen abstützen.

Das Feuerrad: Diese Position klingt zunächst komplizierter, als sie eigentlich ist. Der Mann legt sich seitlich auf das Bett und stützt sich auf einem Arm ab, ein Bein ist dabei angewinkelt. Sie setzt sich auf ihn und umschlingt seine Körpermitte mit ihren Beinen. Nun legt er das Bein, welches angewinkelt war, über ihre Körpermitte, sodass beide Partner einander umschlingen.

Der Flipper: Sie legt sich auf den Rücken und hebt das Gesäß an, sodass sie sich in der Brücke positioniert und sich dabei auf den Schultern abstützt. Er hebt ihr Becken nun weiter an und kann sanft in sie eindringen.

Der Frosch: Bei dieser Stellung sitzt der Mann auf der Bettkante beziehungsweise auf der Ecke des Bettes, sodass die Füße rechts und links von der Ecke auf dem Boden stehen. Die Frau hockt sich nun auf die Ecke des Bettes und ist dabei von ihm abgerichtet. Er kann sie als Hilfestellung mit den Händen an den Oberschenkeln oder an der Hüfte umfassen.

Die Fußangel: Der Mann kniet sich, leicht zur Seite geneigt, hinter die Frau und verlagert sein Gewicht auf einen Arm und ein Knie. Sie kniet vor ihm und stützt sich auf ihren Unterarmen ab. Dabei bestimmt sie den Rhythmus im Bett.

G

Die G-Force: Diese Stellung ist etwas ausgefallener, zielt jedoch darauf ab, den G-Punkt der Frau zu treffen und sie somit zu verwöhnen. Um diese Stellung auszuüben, liegt die Frau auf dem Rücken, während der Mann vor ihr kniet. Nun hebt die Frau das Becken auf die Höhe des Beckens ihres Partners an, welcher die Füße oder auch die Hüfte umfasst und die Position so unterstützt.

H

Die Hausnummer: Diese Stellung ist eine intensivere Variante des Klassikers, der Missionar-Stellung. Der Unterschied lässt sich darin finden, dass er sich quasi im Vierfüßler-Stand über sie positioniert und sie ihr Gesäß anhebt, indem sie ihre Beine um seinen Rücken schlingt.

Der federnde Held: Sie liegt auf dem Rücken und zieht die Knie an die Brust. Die Füße werden nach oben gestreckt. Er kniet vor ihr und stützt sich mit den Händen auf der Unterseite ihrer Oberschenkel ab.

Die Herausforderung: Wie der Name dieser Stellung bereits verrät, ist diese Position nichts für Unerfahrene. Hierbei hockt die Frau sich nämlich auf einen Stuhl oder Hocker, beugt sich nach vorne und stützt ihre Arme auf den Oberschenkeln ab. Er steht hinter ihr und hält sie an der Hüfte fest.

Die Hingabe: Sie liegt mit dem Gesicht nach unten gewandt auf dem Bett und zieht die Beine unter ihren Körper. Er steht hinter hier und hebt ihr Becken an. Ihre Beine sind dabei leicht gespreizt.

Hoch hinaus: Sie liegt auf dem Rücken und stützt den Kopf auf einem Kissen ab. Nun streckt sie beide Beine gerade in die Luft. Er kniet vor ihr und hält beide Beine rechts oder links von seinem Körper mit seinem Arm fest.

I

Das I: Sie legt sich auf den Rücken und stellt ihre Beine auf. Nun hebt sie ihr Gesäß an und stützt ihren unteren Rücken mit den Händen ab. Sie legt ihre Beine gestreckt auf seine Schultern und er kann ihr Gesäß zusätzlich mit den Händen abstützen.

Indrani: Sie liegt auf dem Rücken, winkelt die Knie an und zieht diese an ihre Brust. Er kniet, leicht vornübergebeugt, vor ihr und dringt in sie ein.

K

Die Kerze: Diese Stellung zielt auf eine Befriedigung ihres G-Punkts ab. Sie liegt hierbei auf dem Rücken und hebt ihr Gesäß, wie bei der Kerzen-Figur aus dem Sportunterricht, leicht an und legt dieses anschließend auf den Beinen des Mannes, der vor ihr kniet, ab.

Die Klammer: Bei der Klammerstellung liegt sie oben, während er auf dem Rücken liegt und schmiegt sich mit der vollen Körperlänge an ihn an. Diese Stellung erinnert ein bisschen an eine Umarmung und sorgt für ein besonders inniges Erlebnis.

Der Klammergriff: Der Mann liegt bei dieser Stellung auf der Seite. Die Frau legt sich nun ebenfalls auf die Seite, jedoch mit ihrem Kopf auf Höhe seiner Füße. Nun legt die Frau ihre Beine um die Körpermitte des Mannes und umgreift seine Beine mit den Armen.

Der Klassiker: Diese Stellung ist uns in der Regel als Missionarsstellung bekannt, bei welcher er oben ist und sie unten liegt.

Der Kniefall: Er und sie knien sich gegenüber und umarmen sich leicht. Nun schiebt der Mann seine Schenkel zwischen die der Frau und dringt so in sie ein.

Der Kreuzstich: Sie liegt auf dem Rücken, während er vor ihr kniet. Nun schiebt sie ein Bein zwischen seine Beine hindurch und winkelt das andere Bein an. Er umfasst das angewinkelte Bein und zieht es an seine Brust.

Sinnliches Kreuz und Quer: Sie legt sich bei dieser Stellung bequem auf die Seite und hebt ihr oberes Bein an. Er schiebt seinen Unterkörper nun zwischen ihre Beine, sodass eine Art X entsteht aus beiden Körpern entsteht.

Die Kugel: Er setzt sich mit leicht angewinkelten Beinen auf den Boden oder auf das Bett. Sie hockt sich, von ihm abgewandt, über ihn und hält seine Knöchel mit ihren Händen fest.

L

Der Lehnstuhl: Sie steht bei dieser Position auf einem Bett oder einem Hocker, während er hinter ihr steht, sodass ihr Rücken seine Brust berührt. Nun geht sie leicht in die Knie, während er ihr Gesäß mit den Händen festhält und sie so stützt.

Die Liebesbrezel: Beide Partner knien sich aufrecht gegenüber und umarmen sich locker. Nun winkeln beide ihr rechtes oder linkes Bein an und stellen es jeweils rechts oder links vom Partner auf.

Der Liegestuhl: Er setzt sich locker auf das Bett und stützt sich mit seinen Armen hinter seinem Rücken ab. Sie liegt zwischen seinen Beinen und legt ihre Füße auf seinen

Schultern ab. Ein weiches Kissen unterm Kopf sorgt dafür, dass diese Stellung noch bequemer für sie wird.

Limbo-Love: Er setzt sich auf einen Stuhl mit Lehne. Sie setzt sich auf ihn, hält sich mit den Armen an seinem Hals fest und legt ihre Beine über seine Schultern, sodass ihre Füße hinter dem Stuhl baumeln.

Die Lotusblume: Bei dieser Stellung sitzt er aufrecht im lockeren Schneidersitz. Sie setzt sich nun, ihm zugewandt, in die Lücke seiner Beine und umschlingt seinen Oberkörper mit ihren Beinen.

Der Lotussitz: Die Frau liegt auf dem Rücken, verschränkt die Beine zum Schneidersitz und zieht diese anschließend über ihre Körpermitte. Der Mann dringt von oben ein und kann sich auf den Beinen der Frau oder rechts und links von ihr abstützen.

M

Magic Mountain: Für diese Stellung muss zunächst ein kleiner Berg aus Kissen aufgebaut werden. Nun legt sie sich entspannt mit ihrem Oberkörper auf diesen Kissen-Berg, während er hinter ihr kniet.

Die Meerjungfrau: Sie legt sich auf ein Möbelstück oder mit dem Gesäß an die Kante des Betts und streckt die Beine verschränkt in die Höhe. Er steht vor ihr und hält die Beine an seine Brust.

N

Das Nirvana: Sie legt sich auf den Rücken und streckt die Arme nach oben über ihren Kopf. Er legt sich flach auf sie.

Die sichere Nummer: Die Frau liegt auf dem Rücken und spreizt ihre Beine. Er legt sich flach auf sie und dringt in sie ein. Nun kann sie die Beine nach Belieben anwinkeln und über ihn verschränken.

P

Der Patronengurt: Sie liegt bei dieser Stellung auf dem Rücken und zieht die Beine in Richtung ihrer Körpermitte. Er kniet vor ihr und dringt von unten in sie ein. So wird vor allem der G-Punkt stimuliert.

Die po(m)pöse Aussicht: Er setzt sich mit ausgestreckten, halb aufgeschlossenen, Beinen auf das Bett. Sie setzt sich, ihm abgewandt, auf ihn und lehnt sich nach vorne auf seine Beine.

Die portugiesische Galeere: Bei dieser Stellung bestimmt sie das Tempo, während er ihre Rückansicht genießen kann. Der Mann setzt sich dabei halb aufrecht hin (und kann sich zum Beispiel an der Wand anlehnen), während sie, von ihm abgewandt, auf ihm sitzt und ihre Füße in Richtung der Wand, an der der Partner lehnt, richtet.

Der Propeller der Leidenschaft: Diese Sex-Stellung hat nichts mit Helikoptern oder Hubschraubern zu tun, ist jedoch eine anstrengendere Stellung und demnach eher etwas für Fortgeschrittene. Die Frau liegt dabei flach auf dem Rücken, während der Mann von oben in sie eindringt und sich nach und nach, mithilfe seiner Arme und Beine, im Kreis bewegt, ohne sie jedoch zu verlassen. Ein besonders intensives Erlebnis, bei dem beide bestimmt ins Schwitzen kommen werden.

R

Der rechte Winkel: Die Frau legt sich bei dieser Stellung mit dem Rücken auf einen Tisch oder auf ein Bett, sodass sich ihr Gesäß an der Tischkante oder gegebenenfalls dem Bettende befindet. Der Mann steht vor ihr und dringt im rechten Winkeln in sie ein.

Der Rock'n' Roller: Sie liegt auf dem Rücken und hebt die Beine über sich, sodass ihre Füße über ihrem Kopf schweben. Er kniet sich vor sie und hebt ihr Gesäß vorsichtig an.

Die verirrte Reiterin: Der Mann legt sich bei dieser Stellung auf dem Rücken. Die Frau setzt sich umgekehrt auf ihn und bestimmt den Rhythmus durch ein Vor- und Zurückbewegen ihres Beckens.

Die Rossantilope: Beide Partner stehen sich gegenüber. Nun hebt der Mann die Frau hoch und sie umklammert seine Hüften mit ihren Beinen. Er hält sie währenddessen mit einem festen Griff am Gesäß und am Rücken fest. Diese Stellung ist eher etwas für Erfahrene, es kann jedoch auch mit einem Tisch oder Barhocker Hilfestellung geleistet werden.

Der Rückenakt: Die Frau stellt sich mit dem Rücken zum Partner und beugt sich nach vorne, auf einen Tisch, einen Sessel oder einen Barhocker. Der Rücken wird dabei durchgedrückt und die Beine gerade gehalten. Der Mann steht hinter ihr und umfasst ihre Taille.

Der Rücken zur Wand: Er lehnt sich mit dem Rücken an eine Wand an und schiebt das Becken nach vorne. Sie steht, von ihm abgewandt, vor ihm und geht leicht in die Knie. Je nachdem, wie groß sie ist, im Vergleich zu ihm, kann es sein, dass sie sich auf die Zehenspitzen stellen muss.

Die Rutsche: Sie legt sich auf den Bauch und stützt den Oberkörper auf ihren Armen ab, ihre Beine sind leicht gespreizt. Er positioniert seine Füße nun rechts und links von ihrer Körpermitte und stützt sich mit den Händen neben ihren Füßen ab. Dabei schauen beide in die gleiche Richtung.

S

Das Sandwich: Sie legt sich flach auf den Bauch und erhöht ihr Becken gegebenenfalls mithilfe eines Kissens. Er legt sich nun, bäuchlings, auf sie und dringt von hinten in sie ein.

Das fantastische Schaukelpferd: Er setzt sich in den Schneidersitz und stützt sich mit den Armen hinter seinem Rücken ab. Sie kniet sich nun, ihm zugewandt, auf ihn.

Der Schaukelstuhl: Sie sitzt, ihm zugewandt, vor ihm und winkelt ihre Beine gespreizt an. Er legt seine Beine nun angewinkelt über ihre und kann ihr bei dieser Position besonders intensiv in die Augen gucken.

Die Schenkel-Stürmerin: Er liegt auf dem Rücken und winkelt die Beine an. Sie setzt sich, von ihm abgewandt, auf ihn und stützt sich mit den Armen auf seinen Knien ab.

Die Schere: Diese Stellung lässt sich besonders gut auf anderen Untergründen, wie dem Tisch, ausprobieren. Sie legt sich mit dem Rücken nach unten auf den Tisch, während er vor ihr steht. Dabei hebt sie die Beine an und überkreuzt diese. Der Mann unterstützt dies, indem er die Beine während des Akts locker festhält.

Der betörende Schmetterling: Sie liegt bei dieser Position erhöht auf dem Rücken und er steht vor ihr. Ihre Beine werden nun über seine Schultern gelegt und er hebt ihr Becken vorsichtig an. Dabei kann sie sich zusätzlich mit den Armen auf dem Tisch oder dem jeweiligen Möbelstück abstützen.

Der Schmetterling: Bei der Schmetterlings-Stellung liegt sie auf dem Rücken, während er vor ihr kniet und ihre Beine anhebt. So spürt die Frau ihren Partner besonders intensiv und beide haben gleichzeitig etwas zu gucken.

Die Schnecke: Bei dieser Stellung entsteht ein besonderer Winkel, der bewirkt, dass sie ihn besonders tief spüren kann. Sie liegt auf dem Rücken und hebt die Beine angewinkelt an. Er kniet vor ihr und stützt sich mit den Händen rechts und links von ihren Armen ab. Nun legt sie die Füße auf seine Schultern und hebt das Gesäß leicht an.

Die schwebende Frau: Sie legt sich mit auf den Rücken dem Gesäß an der Bettkante. Er kniet vor dem Bett zwischen ihren Beinen. Hinter ihm ist ein Stuhl positioniert, auf welchem die Frau ihre Füße abstellen kann.

Die abgewandelte Schubkarre: Sie kniet vor ihm und stützt sich mit den Armen ab. Nun hebt sie ein Bein an und streckt dieses nach hinten aus. Er kniet hinter ihr und stützt sie mit seinen Armen an der Hüfte. Bei dieser Stellung kann er den Bewegungsrhythmus vorgeben.

Die Schubkarre: Diese Stellung ist etwas für Profis oder Experimentierfreudige. Hier steht er, zum Beispiel vor dem Bett, während sie, von ihm abgewandt, auf jenem Bett kniet. Nun umfasst er die Knöchel der Frau und hebt diese vorsichtig an, sodass er ihr Gesäß auf die Höhe seiner Hüfte bringt.

Die seitliche Samba: Sie legt sich auf das Bett und streckt beide Beine im rechten Winkel auf die rechte oder linke Seite. Dabei wendet sie ihm den Rücken zu, während er von oben in sie eindringt.

Der Sidekick: Sie legt sich seitlich auf den Rücken und winkelt ein Bein an. Er kniet sich über ihr ausgestrecktes Bein und dringt von hinten in sie ein.

Die hitzige Sitzung: Er setzt sich bei dieser Stellung auf einen Stuhl oder Hocker. Sie setzt sich nun, mit dem Rücken zu ihm gerichtet, auf seinen Schoß. Bei dieser Stellung hat er die Möglichkeit, sie zusätzlich klitoral zu befriedigen.

Das Sofa: Er setzt sich auf ein niedriges Sofa und lehnt sich entspannt an. Seine Füße müssen dabei auf dem Boden stehen. Sie setzt sich nun, ihm zugewandt auf ihn, winkelt die Beine an und stellt die Füße rechts und links von ihm ab. Ihren Oberkörper beugt die Frau dabei nach hinten und stützt sich mit den Händen auf dem Boden ab.

Der Spannungsbogen: Er steht und hebt sie hoch. Sie umschließt seine Taille mit ihren Oberschenkeln, während er sie unter ihrem Gesäß festhält.

Die Sphinx: Bei dieser Stellung legt die Frau sich zunächst auf den Bauch, zieht ein Bein an und stützt sich auf die Unterarme auf. Der Mann beugt sich über sie und stützt sich mit den Armen auf beiden Seiten von ihr ab.

Die Standhafte: Beide Partner stehen, wobei sie von ihm abgewandt positioniert ist. In dieser Position wird das Becken des Mannes und das Gesäß der Frau eng aneinandergedrückt.

Der Stern: Die Frau liegt auf dem Rücken und stellt ein Bein angewinkelt auf, während sie das andere flach liegen lässt. Der Mann setzt sich nun zwischen ihre Beine und schiebt dabei ein Bein unter ihr Gesäß und positioniert das andere Bein neben ihr ausgestrecktes Bein.

Der Super-G: Sie begibt sich auf alle Viere und streckt die Arme über ihren Kopf aus. Er kniet hinter ihr und hält sich an ihrer Hüfte fest.

Die Supernova: Er liegt bei dieser Position mit dem Rücken auf dem Bett und lässt den Oberkörper vorsichtig von der

Bettkante auf den Boden rutschen. Sie positioniert sich, ihm zugewandt, in der Hocke auf ihm und hat die volle Kontrolle.

T

Die Tarantel: Er setzt sich auf das Bett und stützt sich mit seinen Händen hinter dem Rücken ab. Sie setzt sich, ihm zugewandt, auf ihn, umklammert seine Körpermitte mit den Schenkeln und stützt sich rechts und links neben seinen Beinen ab.

Die Treppe: Wer über eine Treppe in seiner Wohnung oder seinem Haus verfügt, kann diese Position ausprobieren. Bei ihr kniet sie auf einer Treppenstufe, während er eine, bis zwei Stufen unter ihr kniet. Dabei sind die Blicke beider Teilnehmer treppenaufwärts gerichtet.

Der Triumphbogen: Er setzt sich mit ausgestreckten Beinen auf das Bett, während sie sich kniend, ihm zugewandt, auf ihn setzt und den Oberkörper vorsichtig auf seine Beine sinken lässt.

U

Über Kreuz: Er legt sich auf den Rücken, während sie ihre Füße auf der rechten oder linken Seite von ihm positioniert und sich mit den Armen auf der jeweils anderen Seite von ihm abstützt.

Das umgedrehte Cowgirl: Er liegt bei dieser Stellung auf dem Rücken, während sie oben den Ton angibt. Dabei ist ihr Gesicht jedoch nicht ihm zugerichtet, sondern von ihm weg. Das bedeutet eine nette Rückenansicht für ihn.

Upside-Down: Er setzt sich bei dieser Stellung auf einen Stuhl. Sie setzt sich, ihm zugewandt auf ihn und umklammert seine Körpermitte mit ihren Beinen. Nun lehnt sie sich langsam zurück auf seine Beine und hält sich mit ihren Händen an seinen Schultern oder an seinem Hals fest.

V

Das erotische V: Die Frau setzt sich bei dieser Stellung mit dem Gesäß auf die Tischkante. Er stellt sich nun vor sie und legt ihre Beine auf seine Schultern. Mit ihren Armen umschlingt sie seinen Hals.

Der Verführungs-Tanz: Bei dieser Stellung kniet die Frau sich hin und lässt sich langsam nach hinten sinken, sodass ihre Schenkel sich weiterhin unter ihren Oberschenkeln befinden. Die Beine sind dabei leicht gespreizt. Er dringt nun von oben in sie ein.

Das Vorhängeschloss: Sie setzt sich auf einen Tisch oder ein ähnliches Möbelstück, sodass das Gesäß am Ende jenes Möbelstücks positioniert ist. Dabei stützt sie sich mit den Armen hinter ihrem Rücken ab. Er steht vor dem Möbelstück und dringt, ihr zugewandt, in sie ein. Dabei umschließt sie seine Körpermitte mit ihren Beinen.

Vulkanfieber: Sie steht vor dem Bett und stützt sich mit beiden Armen auf der Bettkante ab. Er steht hinter ihr und hebt ihre Hüfte auf Höhe seiner Körpermitte.

W

Der große Wagen: Die Frau stützt sich bei dieser Stellung mit den Ellenbogen auf dem Bett ab. Er steht aufrecht hinter dem Bett und hebt ihre Hüfte vorsichtig auf Höhe seiner Körpermitte. Diese Stellung erfordert eine gewisse Kontrolle über den Körper und ist somit eher etwas für Fortgeschrittene.

Das Waffeleisen: Der Mann liegt bei dieser Stellung flach auf dem Rücken. Sie legt sich nun mit leicht gespreizten Beinen auf ihn und lässt ihn in sich hinein gleiten.

Weit geöffnet: Sie liegt auf dem Rücken und er sitzt im Schneidersitz vor ihr. Nun legt sie ihre Beine um seine Körpermitte, während er ihren Rücken mit den Händen stützt.

Die Wippe: Bei dieser Stellung sitzt der Mann auf dem Boden und lehnt sich an der Wand an. Ein Bein ist dabei gerade ausgestreckt, während das andere Bein leicht angewinkelt ist. Sie setzt sich nun leicht gehockt auf ihn. Hier hat sie die volle Kontrolle und er die Möglichkeit, ihre Brüste zu liebkosen.

Der Wackelpeter: Bei dieser Stellung gibt er den Rhythmus an, denn während er vor ihr kniet, liegt sie auf dem Rücken, winkelt sie ihre Beine an und legt die Füße an seine Brust.

Der Waffenstillstand: Wer eine Pause einlegen muss, kann getrost diese Stellung ausprobieren, denn sie macht Spaß, ist aber nicht ganz so anstrengend wie andere Stellungen. Er legt sich auf die Seite und sie liegt auf dem Rücken und richtet ihr Gesäß auf seine Körpermitte aus. Ihre Beine können dabei über seine Körpermitte gelegt werden.

X

Das große X: Er legt sich mit gespreizten Beinen auf das Bett. Sie setzt sich nun, von ihm abgewandt, auf ihn und lehnt sich nach vorne auf seine Beine. Ihre Beine streckt sie dabei in Richtung seines Kopfes aus.

Y

Die Y-Kurve: Sie legt sich über den Rand des Bettes hin, sodass sie ihre Arme auf dem Boden aufstützt. Er stützt sich auf der Bettkante oder auf ihrem Gesäß ab und dringt von hinten in sie ein.

Z

Die Zange: Diese Sex-Stellung eignet sich besonders gut für sportliche oder energetische Paare. Sie liegt dabei seitlich am Bettrand, mit dem Rücken zum Ende des Bettes ausgerichtet. Er steht vor dem Bett und hebt ihre Taille an, schiebt ihr unteres Bein zwischen seine Beine und hebt ihr oberes Bein an. Sie kann sich dabei zusätzlich mit dem unteren Arm auf dem Boden und mit dem oberen Arm auf dem Bett abstützen.

Die Zen-Pause: Beide Partner legen sich, einander zugewandt, auf die Seite. Sie legt dabei ein Bein über seine Hüfte und streckt das andere Bein locker aus. Er winkelt sein oberes Bein leicht an und streckt das andere Bein ebenfalls locker aus. Diese Position ist entspannend und benötigt nicht viel Power.

Liebe Leserin, lieber Leser,

hat Ihnen dieses Buch gefallen? Wir freuen uns über Ihre Verbesserungsvorschläge, Kritik und Fragen zum Buch.

Die Meinung und Zufriedenheit unserer Leserinnen und Leser ist uns sehr wichtig.

Kontaktieren Sie uns deshalb gerne und schreiben uns eine E-Mail an ***feedback@eulogiaverlag.de***

Wir freuen uns auf Ihre Nachricht.

Herzlichst

Ihr Eulogia Verlags Team

Bibliografische Information der Deutschen Nationalbibliothek.

Die Deutsche Nationalbibliothek verzeichnet diese Publikation in der Deutschen Nationalbibliografie; detaillierte bibliografische Daten sind im Internet über http://dnb.dnb.de abrufbar.

Für Fragen und Anregungen:
info@eulogiaverlag.de

ISBN Print: 978-3-96967-028-6

Originale Erstausgabe 2021

Eulogia Verlags GmbH
Gänsemarkt 43
20354 Hamburg

Lektorat: Ramon Thorwirth
Satz und Layout: Tomasz Dębowski
Umschlaggestaltung: Aleksandar Petrović